「엄마 몸이 주는 뽀얀 사랑」 개정판

황금빛 똥을 누는 아기 2

KI신서 1028

황금빛 똥을 누는 아기 2

1판 1쇄 발행 2007년 10월 11일
1판 5쇄 발행 2011년 10월 5일

지은이 최민희 **펴낸이** 김영곤 **펴낸곳** (주)북이십일 21세기북스
편집 김수연 **디자인** 미담
마케팅 · 영업본부장 최창규 **영업** 이경희 박민형 정병철 **마케팅** 김현유 강서영
출판등록 2000년 5월 6일 제10-1965호
주소 (우413-756) 경기도 파주시 교하읍 문발리 파주출판단지 518-3
대표전화 031-955-2100 **팩스** 031-955-2151 **이메일** book21@book21.co.kr
홈페이지 www.book21.com **트위터** @21cbook **블로그** b.book21.com

값 12,000원
ISBN 978-89-509-1209-3 13510

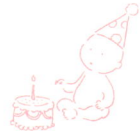

「엄마 몸이 주는 뽀얀 사랑」 개정판

황금빛 똥을 누는 아기 2

최민희 지음

21세기북스
www.book21.com

머리말

모유를 먹이면 행복해진다

늦둥이에게 5살까지 모유를 먹이며 나는 매우 행복했다. 처음에는 아기를 위해 젖을 먹인다고 생각했는데, 사실 아기보다 엄마가 느낀 뿌듯함이 훨씬 컸던 것 같다. 큰 아이는 잦은 병치레를 하며 자랐는데, 아픈 아이를 보면 늘 1개월밖에 젖을 먹이지 못한 것이 마음에 걸리곤 했다. 때문에 아이를 하나 더 낳아 모유를 먹여 잘 키우고 싶은 소망이 있었다. 나의 마음이 하늘에 닿았는지, 새벽미사 백일 만에 기적처럼 아이가 생겼고 마흔에 둘째를 낳아 5살까지 젖을 먹였다.

젖을 먹이는 일은 생각처럼 쉽지 않았다. 처음에는 젖이 잘 돌지 않아 애를 먹었고 젖이 돌면서 찾아온 젖몸살은 고통스러웠다. 이가 난 아기가 젖을 깨물어 젖꼭지에 상처가 생겼고, 급성유방염에 밤새 끙끙 앓아야 했던 기억도 있다.

둘째를 낳았을 때는 시민단체 활동과 수수팥떡 일에 정신없이 바빴으므로, 정말 '가까스로' 젖을 먹였던 것 같다. 당시 무엇보다 나를 힘들게 했던 것은, 젖을 짤 공간이 마땅치 않았던 것이다. 화장실에서 젖을 짤 때는 서럽기도 하고, 아기에게 미안하기도 하여 나도 모르게 주르륵 눈물이 흐르기도 했다.

많은 어려움 속에 젖을 먹이면서, 이 땅의 많은 어머니들이 왜 모유 수유를 포기하는지 다시금 헤아릴 수 있었다. 엄마들 스스로가 젖 먹일 준비가 부족한 것도 사실이지만, 무엇보다 '사회가 모유 먹이는 것을 도와주지 않기' 때문이다. 정부는 모유 수유를 권장하지만 말뿐이고, 구체적으로 정책화 되어 있지 않아 수유부

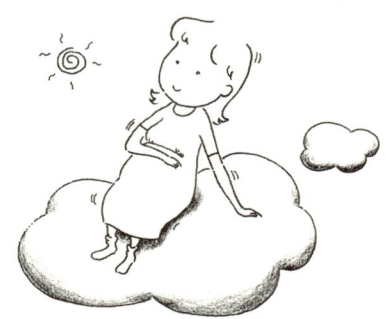

를 도와주지 못하고 있다. 직장은 직장대로 수유부를 귀찮아한다. 함께 일하는 동료들조차 모유 수유를 하는 엄마를 배려하지 않는다. 이 상황에서 우리나라 모유 수유율이 15%를 유지하는 것은 순전히 일부 엄마들의 눈물겨운 노력 덕분이다.

『황금빛 똥을 누는 아기』를 내고, '수수팥떡(asamo.or.kr)'을 운영하면서, 잘못된 식생활의 결과로 얼마나 많은 아이들이 아픈지를 알게 되었다. 특히 아토피를 비롯한 알레르기성 질환에 시달리는 아이와 엄마의 고통을 함께 하면서, 다시금 모유 수유의 중요성을 절감했다.

아토피 증상을 보이는 아이들 중 모유를 먹일 조건이 되지 않는 아이들은 대체 식품 선택에 애를 먹었다. 분유를 먹이면 아토피가 심해지고, 다른 것을 먹이면 성장발달에 문제가 생겨 엄마들은 아토피 반응과 영양섭취 사이에서 줄다리기를 해야 했다. 하지만 아토피 증상이 있더라도 모유가 충분하면 크게 걱정할 필요가 없었다. 엄마가 조심스럽게 음식조절을 하면 아이들이 성장하면서 증상이 크게 완화되는 것을 많이 보았다. 어떻게 하면 모유 수유율을 높일 수 있을까?

대부분의 엄마들이 모유 수유의 중요성은 충분히 알고 있다. 그런데 모유 수유율은 좀처럼 높아지지 않는다. 어디서부터 시작 해야 할까? 가장 중요한 것은 정부정책의 획기적인 변화다. 그에 따라 직장 내 환경도 바뀌면 된다. 그러나 법과 제도의 변화가 '나의 이익'으로 구체화되기까지는 많은 시간이 필요하다. 그 사이

'내 아이에게 모유를 먹일 것인가, 말 것인가' 하는 구체적이며 현실적인 답이 필요했다. 그런면에서 이 책도 모범답안은 되지 못할 것이다. 다만 '42개월 동안 늦둥이에게 젖을 먹이면서 겪고 깨닫게 된 것을 정리하면, 엄마들에게 조금이나마 도움이 되지 않을까' 하는 생각에 이 책을 내게 되었다. 때문에 모유의 중요성 같은 원론보다는 '어떻게 젖을 먹였는가, 어떻게 하면 젖을 잘 먹일 수 있는가'를 중심으로 정리해보았다.

이 글을 정리하면서 필자는 더욱 '모유 마니아'가 되었음을 고백해야 할 것 같다. 늦둥이가 아홉 살이 된 지금, 튼튼하고 총명하게 자라는 모습을 지켜보면서 모유에 대한 필자의 애정은 '신념'(?)으로 굳어졌다 해도 과언이 아닐 것이다. 특히 윤서가 두 돌 될 무렵, 젖을 끊으려 했을 때 용기를 주었던 큰아이에게 감사한다. 용혁이는 '동생도 나처럼 약하게 만들려고 그러세요? 동생은 젖이 나오지 않을 때까지 충분히 먹이세요. 왜 그래야 하는지는 엄마가 더 잘 알죠?'라며 정색을 하고 말했다. 용혁이의 질책이 없었다면 아마도 '자연스럽게 젖 먹이고 떼기'는 불가능했을 것이다.

어디서든 손만 뻗으면 쉽게 먹일 수 있는 대체식품이 널려있는 상황에서 모유 수유는 결코 쉬운 일이 아니다. 모유 수유에 성공하기 위해서는 엄마의 굳은 결심과 더불어 철저한 몸 관리가 필요하다. 임신 중에는 말할 것도 없고, 결혼과 동시에 몸 관리를 잘해야 한다. 이처럼 평소부터 젖이 잘 나오는 몸으로 가꾸는 것이야 말로 모유 수유를 위한 첫걸음이 아닐까 한다.

처음에 『엄마 몸이 주는 뽀얀 사랑』으로 나왔던 책을 『황금빛 똥을 누는 아기 2』로 다시 정리하게 되었다. 당시 모유 수유율 100%에 도전하고 싶었던 소망은 지금도 간절하다. 이 책이 매해 모유 수유율을 단 1%라도 올리는 데 기여할 수 있다면 얼마나 좋을까. 모유 수유율이 해마다 쑥쑥 올라가 우리 아이들이 좀더 건강하고 튼튼하게 무럭무럭 자랐으면 좋겠다. 앞으로 30년쯤 후에는 모유를 먹고 큰 건강한 아이들이 좀더 좋은 세상을 만들어 주기를 바란다.

지금 이 순간에도 젖을 먹이며 땀을 뻘뻘 흘리고 있을 수많은 엄마들에게 이 책을 바친다. 글을 다시 정리해 보내주신 많은 엄마들, 함께 책을 준비한 수수팥떡 사무처 활동가들, 책의 편집과 출판에 도움을 주신 모든 분들께 감사드린다.

2007년 10월
최민희

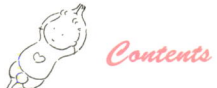 *Contents*

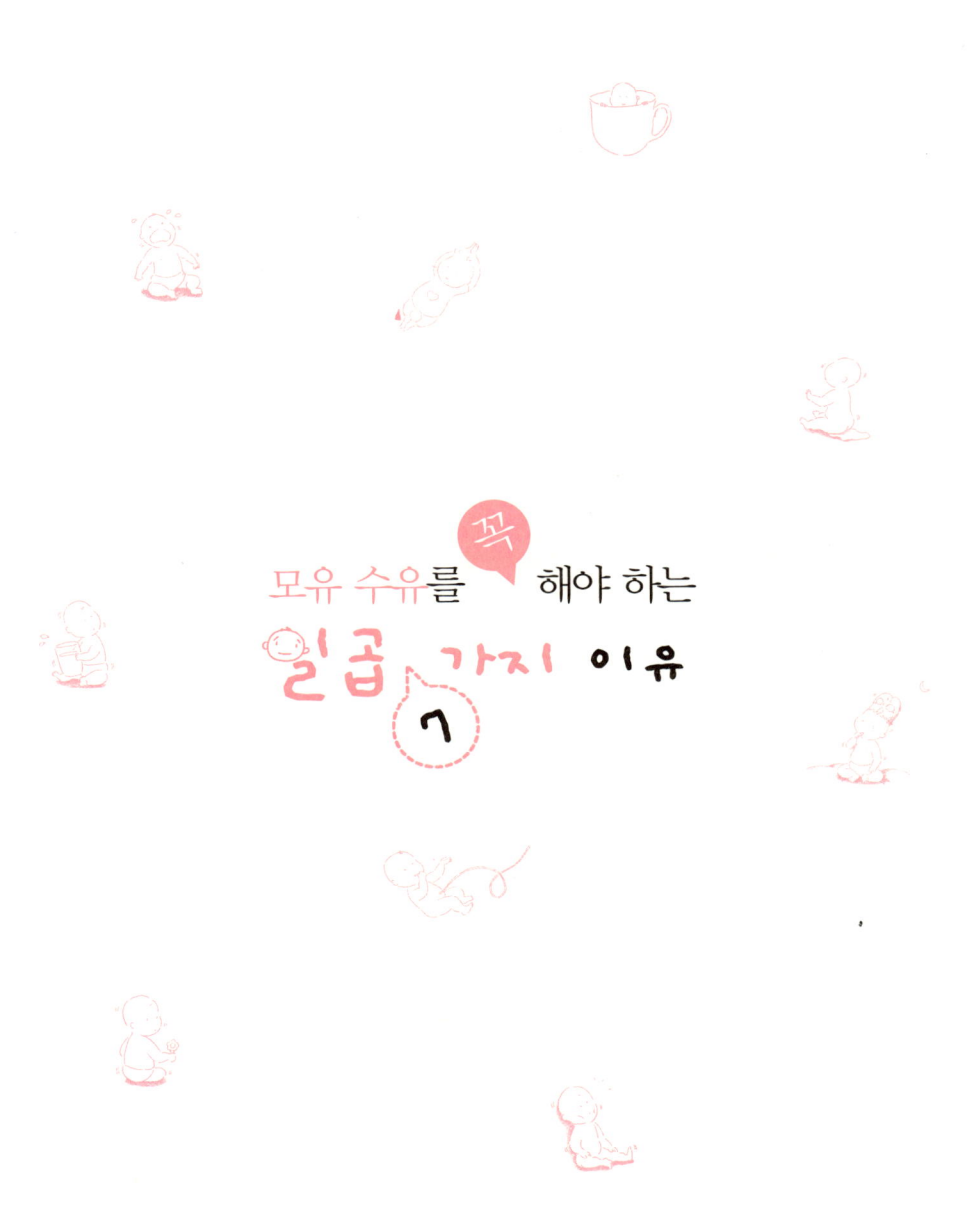

모유 수유를 꼭 해야 하는
일곱 가지 이유
7

황금빛 똥을 누는 아기 2

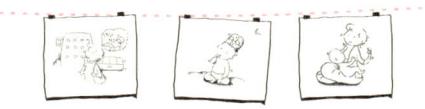

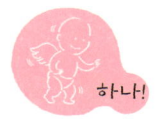 **하나!** 젖은 내 아이만을 위한 '맞춤형 먹을거리'다

　분유는 몇 가지 타입으로 분류를 만들어낸 '상품'으로, 아무리 영양성분을 잘 배합해도 엄마가 아기를 위해 만들어내는 젖과 비교할 수 없다. 아기의 소화력을 고려하면 더욱 더 그렇다. 엄마 젖은 아기가 잘 소화할 수 있도록 고안된 최고의 먹을거리다. 매해 평균 60만 명의 아기가 태어나고 엄마들은 자신의 아기만을 위해 젖을 만든다. 매년 60만 가지의 젖이 생산되는 것이다. 젖은 아기 월령에 따라 영양 성분과 열량이 달라진다. 아기의 필요에 따라 내용이 바뀌는 것이다. 미숙아를 낳은 엄마 젖에는 면역물질이 정상아에 비해 월등히 많다고 한다.

　한편, 젖은 단순한 영양이 아니라 '정신'이다. 예전에 우리 할머니들은 돌아가시기 직전 자식들을 불러 모아 유언 대신 가슴을 풀어헤쳐 젖을 보여주셨다. 쪼글

쪼글 말라 늘어진 늙은 엄마의 젖무덤은 살아남은 자식들에게 어떤 말보다 강렬한 메시지를 전해 주었다. 굳이 '사람답게 살라'고 말하지 않고, '내가 온몸 바쳐 너희를 키웠다'고 입으로 이야기하지 않아도 어머니의 젖무덤은 자식들에게 엄마의 '모든 것'을 느끼게 해주었다. 엄마는 젖을 통해 아기에게 자신의 모든 것을 전해 준다. 정, 뜨거운 사랑, 따스한 인간애, 옳고 그름을 분별하는 정의로움 등의 감정을 아기는 엄마의 모유를 통해 최초로 배우기 시작한다.

젖을 먹이고 먹으면서 엄마와 아기는 소통하고 순백의 '합일'을 이룬다. 최근 들어 젖을 먹고 큰 아이, 엄마와 육체적 접촉을 많이 한 아이, 엄마와 따뜻하게 소통하고 있는 아이들이 비뚤어지는 일이 거의 없다는 연구 결과가 나오고 있는 것은 결코 우연이 아니다.

무엇보다 아기가 엄마 젖을 먹고 자라는 일은 지극히 자연스럽고 당연한 일이다. 분유를 먹고 자라는 것은 부자연스러운 일이다. 그러나 거꾸로 우리 사회는 분유를 먹고 자라는 것을 자연스럽게 여기고 있다. 윤서에게 42개월 동안 젖을 먹였다고 말하면 '4개월이요?' 하고 반문하는 사람들이 많다.

사람은 사람의 먹을거리를 먹고 자라야 한다. 아기의 먹을거리는 엄마의 젖이다. 가능하면 모든 아기들이 엄마 젖을 먹고 자랄 수 있도록 사회 전체가 노력해야 하는 이유가 여기에 있다.

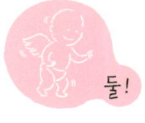

둘! 엄마와 아기가 행복해진다

젖 먹기에 익숙해지고 나면 아기는 젖을 먹으면서 엄마를 빤히 바라본다. 이가 나기 시작하면 일부러 엄마 젖을 꼭 깨물곤 혼자 까르륵 넘어갈 듯 웃는다. 눈가에 웃음을 함박 머금고 장난스럽게 엄마를 바라보면서 손으로 젖꼭지를 비틀기도 한다. 배가 고팠다가 젖을 먹기 시작하면 '응, 응…' 기분 좋은 소리를 내며 젖을 빤다. 젖꼭지를 물고 잠든 모습을 보면 마치 하늘나라 천사가 품에 안긴 듯 행복감이 밀려온다.

윤서에게 젖을 먹이면서 내 생애에 이렇게 행복했던 순간이 몇 번이나 있었나 혼자 반문해 보곤 한다. 많은 사람들이 젖 먹이기의 중요성을 여러 가지 측면에서 설명하지만, 나는 엄마와 아기가 행복해지기 위해 젖을 먹여야 한다고 생각한다. 아기는 젖을 먹으면서 행복하고 엄마는 젖을 먹이면서 행복해진다. 엄마가 아기에게 젖을 먹이는 모습은 너무나 아름다워서 보는 사람의 마음까지 따뜻하게 만든다.

아이를 열 명쯤 낳은 사람이나 할 말을 겨우 둘 낳은 사람이 하기가 민망스럽기도 하다. 그러나 젖을 먹여 키운 둘째와 젖을 먹이지 못한 첫째는 분명 같은 부모 밑에서 태어났음에도 많이 다르다.

물론 첫아이는 혈기왕성한 20대에 낳고 둘째는 마흔에 낳았다는 점도 두 아이의 차이를 설명할 이유가 될 것이다. 둘째를 낳을 즈음 우리 부부는 이상하리만치 정서적으로 안정되어 있었다. '대의를 위해 이 한 몸 바치면 어떠리' 하는 감상에 매몰되어 있던 20대와는 달리, 세상 구석구석이 소중하게 다가왔다. 특히 아이의 소중함에 눈뜨기 시작했던 것 같다. 늦둥이를 갖고 우리 부부는 이 세상에서 가장 소중한 일이 아이 낳아 키우는 일이라는 데 이심전심으로 통하고 있었다. 아마도 우리 부부의 정서적 안정과 뱃속 아기에 대한 애정이 두 아이의 성향이나 성격을 결정지은 한 요인이 되었을 것이다. 그러나 두 아이를 다르게 만든 결정적 차이는 '먹을거리'라고 생각한다.

첫아이에 비해 젖을 먹고 자란 둘째는 정서적으로 매우 안정되어 있다. 자기가 먹고 싶은 만큼 충분히 젖을 먹었고 43개월에 들어서면서 스스로 젖을 끊은 둘째는 매사에 적극적이고 활동적이다. 얼굴 표정이나 몸이 주는 느낌 또한 매우 밝다.

스스로 만족할 줄 아는 아이여서 세상에 대한 태도도 긍정적이다. 모든 사람에게 친절하고 붙임성이 있어서 어디를 가도 귀여움을 받는다. 한편으로 젖이 많이 나올 때는 약하게 빨고, 젖이 적게 나올 때는 세게 빨면서 '조절능력'을 익힌 덕분에 사람들과의 관계도 곧잘 조절해 어른들을 놀라게 한다.

최근 들어 지능지수보다는 감성지수를 중요하게 여기고 있는 분위기다. 요즘 아이들은 워낙 똑똑해서 지능지수는 엇비슷하다. 그러나 정서적 안정에 기초한 감성지수는 천차만별이다. 이런 아이들에게 모유 수유는 정서를 안정시켜 주는 명약이다. 품에 안겨 엄마의 심장박동 소리를 들으며 먹고 싶은 만큼 젖을 먹고 자란 아기는 평안하다. 젖을 먹이는 엄마도 평안하다. 이런 아이와 엄마의 모습을 보는 아빠와 오빠도 흐뭇한 표정이다. 행복한 엄마와 행복한 아기 사이에 오가는 정서적 교감, 그 모습을 바라보며 가족이 느끼는 행복감은 무엇으로도 대신할 수 없을 것 같다.

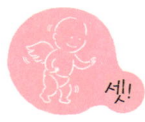 셋! 젖을 먹고 자란 아기는 지혜롭다

젖꼭지를 빨아 배고픔을 면하려면 아기는 우유병 꼭지를 빨 때보다 60배 정도의 힘을 들여야 한다. 아기가 젖을 빨아 먹는 모습을 보면 양 볼이 쏙쏙 들어갈 만큼 힘을 들인다. 뿐만 아니라, 일정한 강도로 빨면 일정한 양의 분유를 먹게 해주는 우유병 꼭지와 달리, 젖의 양은 정해져 있지 않다. 엄마 젖이 어느 정도 불었느냐에 따라 아기가 젖을 빠는 힘과 상관 없이 젖이 많이 나오기도 하고, 어떨 때는

나오지 않기도 한다.

젖이 지나치게 많이 불어 있을 때 젖을 빨기 시작하면 처음엔 젖이 잘 나오지 않아 아기는 신경질을 낸다. 그러나 이내 젖이 너무 많이 나와 사레들리게 되면 이내 신경질을 내거나 울어버린다. 젖의 양이 일정하게 나오지 않아 아기가 애를 태우는 모습을 보면 엄마 마음도 덩달아 애가 탄다.

그러나 한두 달 젖을 빨아먹다 보면 아기는 젖 빠는 힘을 조절하여 먹는 양을 조절한다. 젖이 안 나오면 젖을 세게 빨고 젖이 많이 나오면 혓바닥으로 젖꼭지를 막아 사레들리지 않도록 노력한다. 아기에게 있어 젖을 빠는 세기를 조절하는 능력은 매우 중요한 것으로, 아기는 젖 빠는 힘을 조절하면서 지혜를 배운다.

한편, 젖이 많이 나와 사레들거나 배가 고픈데 젖이 나오지 않으면 아기는 위기의식을 느끼게 된다. 아기는 이런 위기 상황을 극복하면서 야물어가고, 이런 과정을 겪으며 야물어진 아기는 성인이 되어서도 위기 대처 능력이 뛰어나다고 한다.

오빠와 무려 열한 살이나 차이가 나는데도 윤서는 오빠와 대등하게 대화하고 소통한다. 때로 오빠보다 더 어른스러운 행동을 보여 주어 주변 사람을 놀라게 한다. 친구들이나 오빠가 귀찮게 하면 윤서는 '오빠, 내가 이거 줄 테니까 저쪽에 가서 놀아'라고 하거나 '언니, 언니는 이 책 읽고 나는 이 동화책 읽으면 어떨까?'라고 말한다. 그래서 친정어머니는 동생에게 추근거리는 오빠에게 '이제부터 윤서를 누나라고 불러라!' 하고 핀잔을 주시곤 한다.

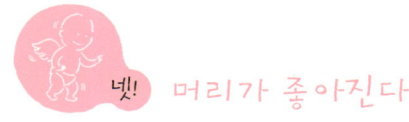

넷! 머리가 좋아진다

같은 엄마가 낳은 아이라도 젖을 먹고 큰 아이와 인공영양으로 큰 아이는 지능지수에서 차이를 보인다고 한다. 젖을 먹고 큰 아기의 아이큐가 10~20 정도 높다는 것이다. 아기가 젖을 빨려면 턱뼈를 효율적으로 활용해야 하는데, 턱뼈를 많이 쓰면 두뇌의 활성화에 도움이 된다고 한다.

또 젖을 먹으면서 아기는 다른 쪽 젖꼭지를 손으로 만지작거린다. 젖을 먹고 자란 아이들은 대체로 손동작이 많고 날렵하다. 손동작을 많이 하면 머리가 좋아진다. 그래서 젖을 먹고 큰 아기들의 머리가 좋은가보다.

오빠와 비교할 때 윤서는 무엇이든 빨랐다. 글도 빨리 깨쳐서, 다섯 살 무렵 철자법을 틀리는 경우가 거의 없었다. 어떤 이야기를 해도 조리에 맞는 이야기를 한다. 심지어 다른 사람이 어법에 맞지 않게 이야기하면 고쳐주기까지 할 정도다.

주변에 자연건강법에 따라 크면서 젖을 오래 먹은 아이들이 있다. 아이들이 너무 똑똑해서 엄마들이 애를 먹는다는 이야기를 자주 듣는다. 수수팥떡 정회원 모임에서 엄마들이 '가끔 안 좋은 것도 먹여야 아이들이 좀 아둔해져서 키우기 쉽지 않을까…'라고 농담을 하며 웃는 일이 있다. 확실히 젖을 먹고 자란 아이들은 똑똑하다.

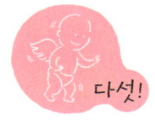 **다섯!** 젖을 먹고 큰 아기가 건강하다

특히 아토피 등 질병이 있는 아기들은 특별한 경우를 제외하고 모유를 먹여야 한다. 태열이나 아토피가 있어도 젖을 먹이면 돌을 전후해서 저절로 치유되는 경우를 보게 된다. 엄마 젖을 통해 아기에게 필요한 면역물질이 전달되고 이 면역물질들이 아기 몸의 면역체계 형성에 도움을 주는 것이 아닌가 생각된다.

주변을 돌아보아도 젖을 먹고 자란 아이들은 잘 앓지 않는다. 감기에 걸리거나 배탈이 나는 일도 거의 없다. 젖을 먹고 자란 윤서는 지금까지 배탈 난 일이 한 번도 없다. 신기할 정도로 장이 튼튼하다. 반면 인공영양을 했던 큰애는 감기와 소화불량, 설사를 되풀이해 애를 태웠다.

분유를 먹고 자란 아기들의 성장은 빠르지만, 몸이 약한 경향이 있다. 분유 속 항생제 잔류량 등도 문제지만 근본적으로 분유 속에 들어 있는 소의 면역물질이 문제가 아닐까 생각한다. 엄마 젖에 아기를 위한 면역물질이 들어 있듯이 소젖에는 송아지를 튼튼하게 하는 면역물질이 들어 있다. 아기가 분유를 먹게 되면 송아지를 위한 면역물질이 아기 몸속으로 들어가게 된다. 아기 몸속에서 소의 면역물질과 아기의 면역물질이 충돌하게 되고, 대개 소의 면역물질이 아기의 면역물질을 제압하게 된다고 한다.

더불어 모유를 먹고 자란 아기들은 웬만해서는 비만이 되지 않는다. 비만이 아니면서 살은 야물고 단단하다. 보통의 경우 큰애가 기침을 하면 작은애는 폐렴을 앓는 게 상식이다. 그런데 우리 집은 반대다. 가족 모두가 감기몸살을 앓아도 윤서만은 끄떡없다. 기침을 쿨럭쿨럭 해도 배즙을 조금 넉넉히 먹이면 이내 기침이 떨어진다. 기침이 심해지면 풍욕을 몇 번 하고 냉온욕을 확실하게 해주면 기침이 멎는다. 윤서의 별명은 백만순이, 즉 에너자이저다. 윤서는 어디를 가도 지칠 줄 모르는 에너지로 주위 사람을 녹초로 만들 정도로 건강하다.

여섯! 식습관을 조절할 수 있다

분유를 먹고 자란 큰애에게 채소를 먹이는 일은 매우 힘들었다. 많은 어머니들이 '아이들에게 채소 먹이는 게 몹시 힘들다'고 호소한다. 요는 아이 입맛을 어떻게 길들이냐 하는 것이 문제인데, 아이는 엄마 뱃속에서 최초로 음식의 맛을 보게 된다고 한다.

아기를 가진 뒤 엄마가 채소를 많이 먹으면 아기는 뱃속에서부터 채소 맛에 익숙해진다. 다음으로 젖을 먹일 때 엄마가 생선을 곁들인 채식을 주로 하면 아기는 젖을 통해 채소 맛을 익힌다. 이유식을 먹일 때 채소 맛을 알게 해주면 커서도 아기는 채소를 잘 먹는다.

윤서를 가졌을 때는 물론이고 젖을 먹일 때에도 채식을 한 덕분인지 윤서는 돌전부터 녹즙을 아주 잘 먹었고 채소를 좋아했다. 당근, 시금치, 오이, 상추 할 것 없이 모든 채소를 잘 먹는다. 그리고 채소를 좋아하는 윤서는 오빠와 비교할 수 없이 튼튼하다. 채소를 잘 먹는 아기들은 건강하다. 그리고 모유를 먹고 자란 아기들이 채소를 잘 먹는다.

일곱! 저렴하고 편리하다

모유는 편리하고 저렴한 먹을거리다. 첫애 때는 아기를 데리고 여행을 하려면 아기 짐 보따리가 몇 개였다. 분유도 챙겨야 하고 찹쌀가루도 챙겨야 했다. 거기에 분유병 등 여러 가지를 챙기다보면 아예 여행을 포기하는 경우도 많았다. 한밤중에 아기가 배고파 울면 비몽사몽간에 분유를 타다가 뜨거운 물에 손을 데인 일도 여러 번 있었다. 보온병에 넣어 두었던 물 온도를 잘못 맞추어 아기 입안이 헌 일도 있다. 시간을 조금만 잘못 맞추어도 아기는 배고픔을 참지 못하고 울었다. 게다가 큰아이는 천식이 심해, 특수분유를 먹였기 때문에 분유값도 만만치 않았다.

하지만 윤서를 키울 때에는 아기를 울릴 일이 별로 없었다. 아기가 배고파하면 젖을 충분히 비빈 뒤 젖꼭지만 살짝 소독해 물렸다. 분유병을 소독할 필요도 없었고 온도를 따로 맞출 필요도 없었다. 언제든 적당한 온도의 좋은 먹을거리를 아기에게 줄 수 있었다.

멀리 여행할 때에도 걱정이 없었다. 그저 엄마와 아기가 함께 움직이면 그만이었다. 게다가 따로 돈이 들지도 않았다. 엄마가 몸 관리를 잘하고 잘 먹으면 그것으로 충분했다.

엄마 몸이 건강해야
젖이 잘 돈다

출산 후 젖이 나오지 않아 고생하는 산모들이 많아지고 있다. 임신 중 엄마가 몸 관리를 잘하면
젖이 잘 나오지 않아 걱정할 필요가 없다. 임신 중 몸 관리 방법과 출산 후 유방 관리 요령 및 개
월별 모유 먹이기를 정리해 보았다.

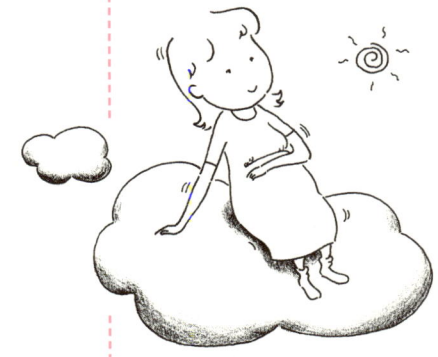

1장

붕어 같은 임산부
출산 전 몸 관리

서른아홉에 윤서를 갖고 마흔에 낳았다. 내가 윤서를 낳을 때만 해도 마흔에 아이를 낳는다는 것은 드문 일이었다. 하지만 최근에 수수팥떡 회원 중, 46세에 첫애를 낳고 아기가 돌이 지나면서 과감하게 둘째 낳기에 도전한 '용감무쌍한' 엄마가 있어서 이제는 명함조차 내밀지 못할 지경이 되었다.

마흔에 출산을 하면서 혹시 아기가 건강하지 못하면 어쩌나 하는 걱정에 최선을 다해 몸 관리를 하게 되었다. 먹을거리는 될 수 있으면 유기농, 무공해 재료로 조리해 먹었고, 풍욕(담요를 덮었다 벗었다 함으로써 피부 호흡을 촉진하는 운동법)은 하루 일곱 번씩 했다. 합장합척운동(32page, 여러 가지 운동과 자연 요법 참조)은 때로 2천 번까지 했으며 냉온욕도 하루 1회 꼭 했다. 이런 이야기를 하면 어머니들이 몇 번씩 되묻곤 하는데, 고기는 한 점도 먹지 않았다. 생선도 임신 5개월까지는 조금씩 먹었지만 임신 6개월에 들어서면

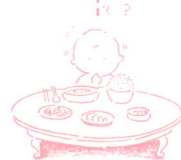

서는 보기만 해도 욕지기가 나서 먹을 수가 없었다. 심지어 다른 사람이 고기나 생선 먹는 것만 보아도 욕지기가 나서 친정어머니가 '애 엄마 뱃속에 스님 될 아이가 들었나보다'며 놀리실 정도였다. 대신 녹즙을 매일 두 번씩 총 400g 정도 먹었다. '별나다'는 말도 많이 들었지만 한 시간 만에 아기를 쑤욱 낳는 것을 보고 어른들은 흐뭇해하셨다.

붕어처럼 물을 먹는 임산부

나는 평소에도 물을 많이 마셔 '붕어'라는 별명을 갖고 있었는데 임신을 하고부터는 물을 더 챙겨 먹었다. 모유는 90% 이상이 수분으로 이루어져 있으므로 엄마 몸에 수분이 충분해야 젖도 잘 생산할 수 있기 때문이다. 게다가 물을 충분히 먹어 주면 물의 순환이 잘되므로 양수도 깔끔한 상태를 유지할 수 있다. 아기는 양수 속에서 자라는데 양수가 깨끗하지 못하다면 아기에게 결코 좋을 리 없다고 생각했다. 최근 아토피 증상을 보이는 아이들이 많아지고 있는데 양수의 청정도와 아토피는 결코 무관하지 않을 것 같은 생각이 든다.

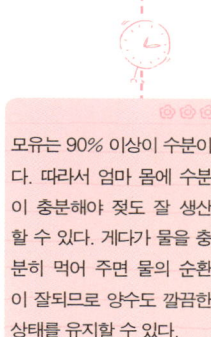

> 모유는 90% 이상이 수분이다. 따라서 엄마 몸에 수분이 충분해야 젖도 잘 생산할 수 있다. 게다가 물을 충분히 먹어 주면 물의 순환이 잘되므로 양수도 깔끔한 상태를 유지할 수 있다.

그렇다면 어떤 물을 먹는가도 중요하다. 나는 본래 끓인 물은 텁텁하다고 느껴서 별로 좋아하지 않았다. 그래서 생수를 먹었다. 수질이 좋은 약수를 떠온 다음 맥반석을 넣어 정화한 물을 먹었다.

오래전에 나는 재미있는 두 가지 실험을 해본 일이 있다. 끓여 식힌 물로 화초와 물고기를 키워 보았는데 흥미 있는 결과가 나왔다. 끓여 식힌 물로 키운 화분의 나무는 잎이 그리 싱싱하지 않았

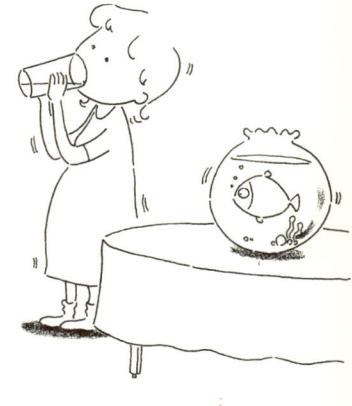

고, 어항 속 물고기는 채 일주일이 되지 않아 헤엄치는 동작이 시원치 않아졌다. 그러다가 수돗물을 가라앉힌 물로 바꾸어 주면 불과 며칠 만에 나뭇잎이 싱싱하게 살아났고, 물고기도 꼬리를 파득거리며 생기를 되찾았다.

사람도 마찬가지인 것 같다. 생수를 떠오지 않아 며칠만 보리차를 마셔도 몸이 편치 않았다. 산소를 풍부하게 담고 있는 깨끗한 물을 마시면 개운한 느낌과 함께 몸속이 시원해지고 힘이 나는 것 같았다.

이런 실험도 해보았다. 수돗물, 수돗물에 맥반석을 넣어 정화한 물, 약수, 약수에 맥반석을 넣어 정화한 물로 양파를 키워 보았다. 수돗물에 키운 양파는 3일 정도 지나서 양파 끝부터 썩기 시작했다. 약수와 수돗물에 맥반석을 넣어 정화한 물에서 키운 양파는 엇비슷하게 컸다. 약수에 맥반석까지 넣어 정화한 물로 키운 양파는 같은 시간에 두 배로 컸다. 좋은 물이 식물의 생장에 얼마나 직접적인 영향을 주고 있는지, 이 실험을 통해 확인할 수 있었다.

하루 2000~3000㎖의 물을 마셨는데, 일정한 양의 물을 마시기 위해 물병을 가지고 다녔다. 물을 많이 마시니까 소변색은 맑았고, 물을 많이 마시면 부종이 생긴다는 주변의 우려와는 달리 부기도 오지 않았다.

물을 마시는 방법도 중요하다. 특히 아기를 가진 다음부터는 물을 벌컥벌컥 마시지 않았다. 30분에 30g 정도로 조금씩 자주, 그야말로 붕어처럼 먹었다. 그래서 나는 '붕어 임산부'가 되었다.

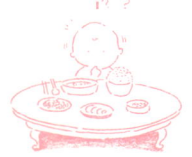 궁금해요!

물은 생산 작용, 순환 작용, 정화 작용, 배설 작용 등을 통해 인체를 살리는 가장 중요한 '먹을거리'다. 물은 하루 2ℓ 이상 조금씩 자주 마신다. 보건복지부 수질 판정에 통과한 약수나 약수에 맥반석을 넣어 정화한 물을 먹는다. 정직한 정수기를 구해 물을 정화해 먹어도 무방하다.

맛있는 잡곡밥, 채소, 된장국

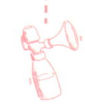

밥은 기본적으로 잡곡밥을 먹었다. 현미와 현미 찹쌀을 기본으로 적어도 다섯 가지 이상의 잡곡을 넣어 밥을 지어 먹었다. 간혹 시키면 오곡밥이 지겨우면 흰쌀에 잡곡을 넣어 밥을 지어 먹었는데 흰쌀이 그렇게 맛있게 느껴질 수가 없었다. 미역국, 된장국, 콩나물국, 시금치국, 근대국 등 하루 한 가지씩 꼭 국을 끓여 먹었다. 특별히 청국장을 자주 끓여 먹었는데 청국장은 맨 나중에 넣어 영양의 효율성을 높였다. 여러 가지 나물을 무쳐 먹고 두부와 콩물은 매일 먹었다. 임신 5개월까지는 간혹 생선을 먹었다. 조기나 고등어를 주로 조려 먹었다. 무와 호박을 냄비 바닥에 깐 다음 생선을 얹고, 그 위에 양념간장을 뿌려 조리면 생선살보다 무나 호박이 훨씬 맛있었다.

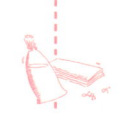

텔레비전 광고로 인해 머릿속에 세뇌당한 음식들을 지우고 시장에 나가면 맛나게 조리해 먹을 것이 많았다. 호박으로 해 먹을 수 있는 요리만 해도 호박전, 호박찜, 호박구이, 호박무침, 호박국, 호박부침개 등 다양하다. 콩나물도 그랬다. 콩나물국, 콩나물무침, 콩나물찜, 콩나물장조림 등 여러 가지다. 김치 하나로 해 먹을 수 있는 음식도 한두 가지가 아니다. 김치, 김치볶음, 김치전, 김치찌개, 김치빈대떡, 김칫국, 김치전골, 김치쌈 등 가지각색이다. 두부로도 수없이 많은 음식을 해 먹었다. 생두부, 두부김치, 두부전, 두부찌개, 마파두부, 순두부찌개 등을 번갈아 해 먹었다. 감자는 찌고, 볶고, 조리고, 튀기고, 국에 넣어 먹고 샐러드를 해 먹는 등 각양각색으로 조리해 먹을 수 있어서 좋았다.

임신하고 어떤 음식을 먹을까 걱정하는 질문을 많이 받는데, 돈과 시간이 문제지 먹을거리와 요리 방법은 무궁무진하다. 죽염은 따로 섭취하지 않고 속이 거북할 때 조금 먹었다. 평소 간장, 된장, 고추장으로 음식을 짭짤하게 해 먹은 탓에 구태여 따로 죽염을 섭취할 필요를 느끼지 않았다.

토끼아기를 낳을래?

채소와 감잎차, 그리고 녹즙

채소를 정말 많이 먹었다. 사람들은 토끼처럼 생긴 아이를 낳을 거라며 놀려댔다. 케일, 치커리, 겨자잎, 청경채 등을 거의 매일 쌈을 싸서 먹었고 양상추, 양배추, 오이, 홍당무, 무, 시금치, 호박 등은 썰어서 샐러드를 만들어 먹었다. 시금치나 호박은 보통 날로 먹지 못하는 것으로 알고 있으나, 시금치는 날것으로 먹으면 고소하고 달콤한 맛이 일품이다. 호박도 반듯한 깍두기 형태로 썰어 소스를 얹어 놓으면 아무도 호박인지 모른다. 진귀한 외

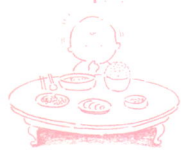

국산 과일의 일종으로 착각할 정도로 독특한 맛을 낸다.

채소를 잘게 썰어 고추장에 무치거나 마요네즈를 섞어 먹었다. 마요네즈가 느끼하게 느껴질 때면 겨자 소스, 두부 소스, 마늘 소스 등을 만들어 무쳐 먹기도 했는데, 무엇보다도 깨끗이 씻어 그냥 쌈을 싸먹거나 듬성듬성 썰어 된장에 찍어 먹는 게 가장 맛있었다.

감잎차는 오전에 한두 잔씩 마셨다. 물을 섭씨 70도 정도로 데워 감잎을 넣은 후 노랗게 우러나면 감잎을 건져내고 마시면 된다. 녹즙도 매일 유기농 채소와 산야초, 과일을 섞어 두 잔씩 마셨다. 수박이 흔한 철에는 수박을 껍질째 듬성듬성 넣어 함께 갈아먹기도 했다. 채소와 과일을 1 : 1 정도 섞어 즙을 짜면 아이들도 잘 먹는데, 아무래도 과일 양이 많아지면 녹즙 고유의 맛과 효과는 떨어지는 것 같았다.

유선 발달을 도와주는 여러 가지 방법

우선 풍욕은 하루 7회를 목표로 꾸준히 했다. 풍욕을 하게 되면 몸에 산소가 충분히 공급되어 혈액순환이 왕성해진다. 피부도 매끄럽고 부드럽게 바뀐다. 입덧을 할 때 풍욕을 하면 신기하게 입덧이 가셨다. 특히 임신 말기에는 풍욕을 하면서 유방의 응어리를 마사지로 풀어 주면, 유선이 막히지 않아 수유에 도움이 된다.

풍욕을 하면서 모관운동, 붕어운동, 합장합척운동 등을 규칙적으로 했는데, 운동은 어떤 운동을 해야 한다든가 하는 법칙은 없는 것 같다. 다만 규칙적으로 자기에게 맞는 운동을 찾아 꾸준히 하면 된다.

간장, 겨자, 마늘 등 여러 가지 과일을 이용하여 야채에 얹어 먹을 드레싱을 만들 수 있다. 간편하게 만들 수 있는 드레싱을 소개해 본다.

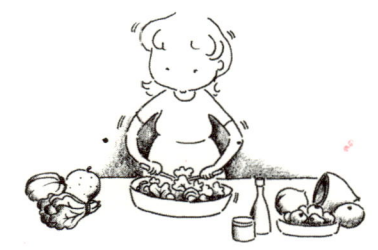

간장드레싱

재료 간장 4큰술, 식초 · 설탕 2큰술, 깨소금 · 참기름 1큰술씩, 청주 1큰술, 다진 홍피망, 청피망 1큰술씩

만들기 모든 재료를 합쳐 상추, 쑥갓, 시금치, 치커리 등 날로 먹을 수 있는 야채에 얹어 먹으면 개운한 맛이 난다.

겨자소스

재료 겨자 1큰술, 레몬즙 2큰술, 설탕 2큰술, 배즙 2큰술, 간장 1큰술

만들기 겨자, 레몬즙, 설탕, 배즙, 간장을 넣고 골고루 섞는다.(겨자는 따뜻한 물에 갠 다음, 30분 정도 상온에 발효시켜 쓰는 것이 좋다. 겨자 대신 마늘을 곱게 갈아 넣으면 마늘 드레싱이 된다)

과일드레싱

재료 올리브오일 5테이블스푼, 키위 또는 참다래 2개, 사과 반 개, 식초 5테이블스푼, 설탕 5테이블스푼, 소금 약간, 후추 약간, 양파 약간(레몬즙이 있으면 약간)

만들기 1. 재료를 믹서나 핸드블랜더로 간다.
2. 각종 야채나 과일(양상추, 오이, 사과 등)을 오목한 접시에 담고 드레싱을 뿌린 다음, 빨간 토마토와 키위로 장식하면 먹음직스러워 보인다.

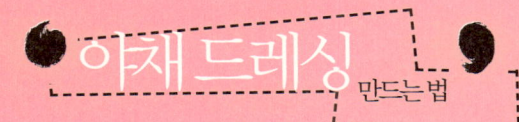

딸기드레싱

재료 딸기 간 것 3큰술, 레몬즙 2큰술, 소금, 흰후추가루

만들기 딸기와 레몬즙을 함께 간 다음 소금, 후추로 간한다.

꿀 · 겨자 소스(허니 머스터드 소스)

재료 마요네즈 4큰술, 머스터드 2큰술, 양파 1/4개, 꿀 1큰술, 식초 1큰술

만들기 1. 양파1/4개는 잘게 다져 놓는다.

2. 마요네즈 4큰술, 머스터드 2큰술을 섞는다.

5. 마요네즈와 머스터드를 섞은 것에 식초 1큰술, 꿀 1큰술, 다진 양파를 넣고 소스를 만든다.

시금치소스

재료 시금치 100g, 삶은 감자 200g, 올리브오일, 소금, 꿀, 레몬즙, 두유 약간

만들기 모든 재료를 섞어 믹서기에 간다.

야채 · 배소스

재료 배 1/4개, 양조간장, 감식초, 꿀, 깨소금

만들기 1. 배 1/4개를 강판에 간다.

2. 강판에 간 배에 양조간장과 감식초를 적당량 섞고, 꿀을 약간 넣은 다음 깨소금을 넣는다.

흰콩소스

재료 흰콩1컵, 호박씨1/2컵, 소금 약간, 물 1컵

만들기 1. 메주콩을 깨끗이 씻어 충분히 불린 뒤 삶는다.

2. 삶은 메주콩과 호박씨, 물, 소금을 넣고 믹서에 간다.

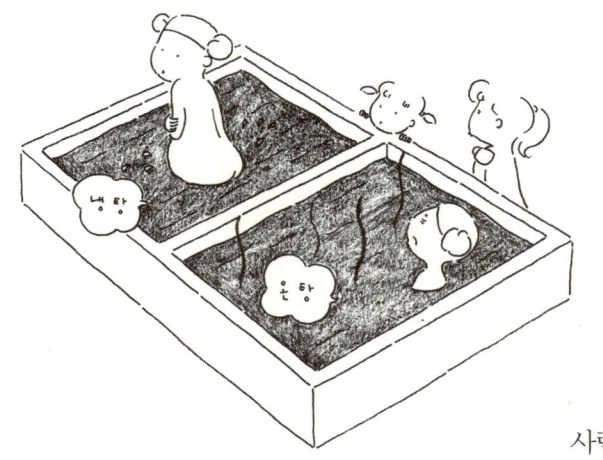

냉온욕도 매일 했다. 배가 산처럼 부른 임산부가 찬물에 들어가는 것을 보고 어른들은 혀를 내두르셨지만 냉온욕을 하고 나면 매우 상쾌했다. 그러나 냉온욕은 몸이 약한 사람에게 권하기 힘든 방법이다. 특히 심장이 약한 사람은 풍욕으로 만족해야 할 것 같다. 한마디로 냉온욕은 '감기 들기 연습'과 같다. 냉온욕은 혈액과 림프액을 정화하여 인체를 정화해 주고 혈액 순환을 왕성하게 해주며, 면역성을 길러 주므로 꾸준히 하면 감기에도 잘 걸리지 않게 된다. 임신 말기에 찬물에 들어가 유방의 굳어진 부분을 잘 마사지해 주면 좋다. 또한 각탕과 족탕을 번갈아가며 매일 했다. 각탕이나 족탕을 하면 발목의 피로가 풀려 몸 상태가 좋아지고 감기몸살을 예방하며 부종을 막아 준다.

임신 말기의 유방 관리

유방 마사지를 심하게 하면 자궁이 수축되어 유산할 우려가 있으므로 임신 말기에 유방 마사지를 심하게 하면 안 된다. 그리고 평소 물과 채소를 충분히 먹고 풍욕을 하면 몸 전체가 부드러워져 유방도 잘 굳지 않는다. 유방

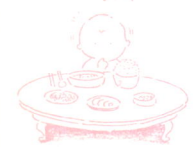

을 말랑말랑하게 유지해야 나중에 젖도 잘 차고 잘 나온다. 풍욕을 할 때 응어리진 부분을 풀어 주는 것 외에 마사지는 많이 하지 않았다. 대신 매일 온찜질을 하고 잤다. 따끈한 수건을 유방 부위에 얹어 20분 정도 젖을 풀어 주면 시원한 느낌이 들었다.

임신 9개월에 접어들면서 가끔 유방에 찌릿찌릿한 느낌이 왔다. 마사지할 때 뿌연 젖이 조금씩 젖꼭지에 배어 나오기도 했다. 큰아이를 가졌을 때에도 그랬던 기억이 있다. 임신 말기에 유선이 발달하면서 나타나는 자연스러운 현상으로 감사하게 받아들였다.

온찜질 하는 법

1. 섭씨 43~45도의 물을 준비한다.
2. 깨끗하게 마른 수건을 준비한다.
3. 수건을 더운물에 적신 후 젖에 갖다 댄다.
4. 대야에 더운물을 조금씩 보충하고, 수건이 식으면 다시 더운물에 적시어 유방을 온찜질한다.
6. 시중에서 파는 찜질팩으로 간편하게 온찜질을 할 수도 있다. 이때에는 찜질팩에 젖이 데지 않도록 수건으로 잘 싼 뒤 찜질을 해야 한다.

수유용 브래지어

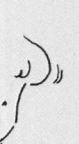

수유용 브래지어를 구입해 둔다. 수유용 브래지어는 컵을 한
쪽씩 분리하여 뗄 수 있어 모유 수유에 편리하다. 안쪽 감이 면
으로 되어 있어 유두에 무리를 주지 않는 것이 좋다. 유선을
압박하지 않도록 와이어가 없거나 부드러운 것을 택해야 한다.

수유 패드

모유가 흘러 옷이 젖거나 얼룩지지 않게 해준다. 수유 패
드는 면으로 된 것을 사용하며, 젖으면 수시로 바꿔 주어
야 유두염증을 막을 수 있다. 가제 수건을 접어 사용해도
무방하다.

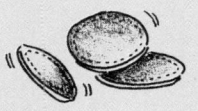

수유 쿠션

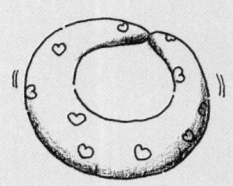

수유할 때 엄마가 편한 자세를 취하도록 도와주는
수유용 쿠션을 구해 두면 좋다. 여러 가지 모양이 있
는데, 시중에는 주로 튜브 모양이 나와 있다. 방석을 여
러 개 받치거나 베개를 써도 무방하다.

유축기

특별히 우유병을 통해 수유하는 경우나 젖을 먹인 뒤 남은 젖을 짜낼 때 쓴다. 사회 활동을 하는 엄마가 준비해 두면 좋다. 수동형과 자동형이 있으나 역시 손으로 짜는 것이 가장 좋다. 수동형은 값이 저렴하지만 손목이나 손마디에 무리가 갈 수 있고, 반대로 자동형은 편하긴 하지만 비용이 만만치 않아 부담이 크다.

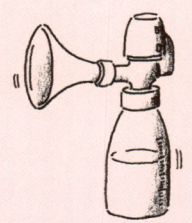

모유 저장 팩

멸균 처리된 위생적인 팩으로 모유를 담아 저장, 운반, 냉동 보관할 때 쓴다. 직장이나 여행 등으로 아기와 엄마가 떨어져 있거나 아기가 입원중이어서 모유를 먹지 못할 때를 대비해 사용한다. 또 젖의 양이 많아 보관할 때 사용한다.

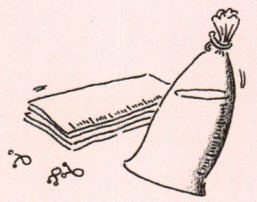

각탕

각탕법은 섭씨 41~43도의 더운물에 10~15분 정도 발을 담가 몸을 따뜻하게 하며 혈액 속의 염증을 없애는 요법이다. 이는 피로를 풀어 줄 뿐 아니라 혈액 순환을 촉진한다. 또한 체온을 조절해 열을 내리기도 한다. 각탕 후 물과 소금, 감잎차를 충분히 마신다.

1. 발물기(족욕기)나 발을 푹 담글 수 있는 깊은 용기를 준비한다.
2. 온도 조절을 할 수 있는 발물기를 쓸 경우 전기 코드를 꽂고 온도를 41도로 맞춘다. 섭씨 41도가 되어 작은 램프에 불이 꺼지면 발을 담근 후 온도를 43도에 맞춘다.
3. 발물기에 발을 담근 채 땀이 날 때까지 기다린다. 이때 몸이 따뜻해지도록 두터운 스웨터를 입거나 담요를 뒤집어쓴다.
4. 다른 용기로 각탕을 할 때는 물의 온도를 유지할 수 있도록 곁에 더운물을 준비하는 것이 중요하다. 물이 식으면 더운물을 부어 섭씨 43도를 유지하도록 해야 한다.
5. 이 경우에도 몸에 땀이 날 때까지 기다리고, 몸을 따뜻하게 한다.
6. 각탕을 하고 나면 찬물에 발을 담가 3분 정도 식히고 조용히 쉰다. 약 20분 정도는 발목에 무리가 가는 일은 피해야 한다.

족탕

찬물과 더운물에 번갈아 발을 담가 발목의 피로를 풀고 혈액순환과 이뇨작용을 촉진해 부종을 없애거나 예방하는 방법이다. 찬물에 담그는 것으로 시작해 찬물에서 끝내며, 7온 8냉을 한다. 족탕 후 물, 소금, 감잎차를 충분히 마신다.

1. 섭씨 15도의 찬물과 섭씨 43도의 더운물을 준비한다.
2. 준비한 찬물에 발을 1분간 담갔다가 발을 꺼낸 다음 수건으로 물기를 닦는다.
3. 물기를 닦은 발을 더운물에 1분 동안 담갔다가 꺼내어 다시 물기를 닦는다.
4. 다시 찬물에 발을 담그고 물기를 닦고 더운물에 담그는 식으로 번갈아 한다.

붕어운동

붕어 운동은 척추를 바르게 하고 장운동을 활성화하여 변비를 예방한다.

1. 우선 똑바로 누워 두 손을 깍지 끼어 목 뒷덜미를 감싼다.
2. 팔꿈치가 바닥에 닿도록 한 상태에서 고개를 조금 든다.
3. 팔뒤꿈치를 붙이고 발을 몸 쪽으로 당겨 바닥과 직각이 되도록 한다.
4. 발과 발 사이의 각도를 60도 정도 벌린 상태에서 몸을 붕어처럼 좌우로 흔든다.

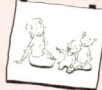

합장합척운동

합장합척운동은 하반신을 강화시켜 주는 안산법이다.

1. 똑바로 누워 손바닥과 발바닥을 붙인다.
2. 발바닥을 붙인 채 가능한 엉덩이 쪽으로 당긴다.
3. 손바닥은 붙인 상태에서 이마 앞쪽에 둔다.
4. 기본 자세가 되었으면 붙인 손은 머리 위로 뻗고 붙인 발은 발끝 쪽으로 미는데, 자신의 발 폭 정도로 밀어 발바닥이 떨어지지 않게 한다.
5. 동작은 될수록 짧고 빠르게 하며, 100회 반복한 후 동작을 멈추고 합장합척한 상태에서 1분 동안 명상에 잠긴다.

모관운동

모관운동은 심장을 튼튼하게 하고 혈액 순환을 돕는다.

1. 똑바로 누워 팔과 다리를 지면과 직각이 되도록 들어 올린다.
2. 팔과 다리는 어깨 너비로 벌리고 손바닥을 마주보게 한다.
3. 발을 몸 쪽으로 당겨 발목이 직각이 되도록 한 상태에서, 팔과 다리를 떤다. 손끝에 힘을 주고 하늘을 향해 쭈욱 뻗으면 저절로 떨리게 되어 있다.
4. 처음에 다리를 떨 때는 허벅지를 흔드는 기분으로 천천히 한다. 팔과 다리를 동시에 떨기가 힘들 때는 팔과 다리를 번갈아 떨다 보면 어느덧 함께 떨 수 있다.

100분 나체요법

100분 나체요법은 심장을 튼튼하게 해주고 태변 배설을 도와 신생아의 황달을 예방한다.

1. 평상(단단한 나무판)과 얇은 면으로 된 요, 수건, 기저귀, 비닐, 따뜻한 물이 담긴 목욕통을 준비한다.
2. 실내온도를 섭씨 22도로 맞춘다.
3. 평상 위에 면으로된 요를 깐다. 평상이 없으면 방바닥 위에 면 요를 깐다.
4. 태어난 아기를 가능하면 씻기지 않은 상태로 요 위에 눕힌다.
5. 아기의 항문 밑에 비닐을 깔고 비닐 위에 기저귀를 깐다.
6. 이 상태서 100분을 기다린다. 2시간을 하면 더 좋다. 아기가 놀랄 수도 있으므로 배 위에 얇은 기저귀를 한 장 덮어 준다.
7. 한겨울에는 아기가 새파랗게 질리다가 보라색으로 변하는데, 걱정할 일이 아니므로 놀라지 않도록 한다.
8. 아기가 지나치게 울면 준비해 놓은 더운물에 아기를 담갔다가 물기를 닦은 뒤 계속한다.
9. 100분이 지나면 아기를 감싸 안고 숟가락으로 생수를 떠먹인다.

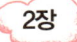

2장
출산 환경이 중요하다

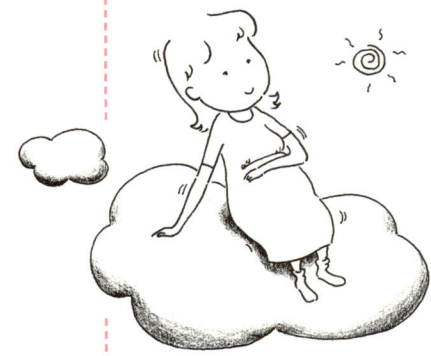

태어나자마자 젖을 물리다

출산 환경과 모유 수유는 직접적인 연관이 있는 것 같다. 첫아이는 산부인과에서 낳았는데 아기는 태어난 뒤 서너 시간 후, 약간의 태변을 보았다. 기저귀에 약간 묻는 정도의 적은 양이었다.

태변을 보자마자 간호사가 '태변을 보았으니 이제 먹여도 되겠다'며 분유 한 통과 우유병을 가져다주었다. 나는 간호사의 지시대로 분유를 타 먹였다. 젖은 물려 보지도 못한 상태에서 우유병 꼭지를 빨리게 된 것이다. 아기는 잘 먹지 않았다. 간호사에게 아기가 잘 빨지 않는다고 하자 그래도 수시로 먹여 보라고 했다. 먹지 않는 아기에게 억지로 우유를 빨렸다. 계속해서 우유병 꼭지를 물리자 마침내 아기도 우유병 꼭지를 빨기 시작했다.

젖이 돌기 시작하고 젖꼭지를 빨리려 하자 우유병 꼭지에 익숙해진 아기

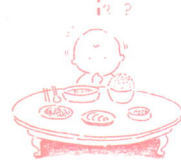

는 젖꼭지를 거부했다. 분유 먹이기를 중단하고 젖만 물린 뒤 이틀 정도 지나 아기는 젖꼭지에 익숙해지기 시작했다. 주사도 여러 대 맞았다. 아마도 그 주사들 속에는 지혈제도 있었을 것이다.

둘째는 여러 가지 이유로 조산소에서 낳게 되었다. 조산소에서는 아기가 태어나면 최소한의 처치를 한 뒤 엄마 옆으로 데려다 준다. 마침 윤서가 한여름에 태어나서 100분 나체요법을 별 무리 없이 진행할 수 있었다. 그리고 한 시간 정도 지나 풍욕을 1회 시킨 다음, 대략 한 시간 후에 풍욕을 한 번 더 시켰다. 태어나자마자 마그밀을 한 방울 먹이고 보리차를 조금씩 먹였다.

아기를 낳고 여덟 시간 정도 지나고 젖을 물렸는데 신기하게도 윤서는 태어나자마자 젖을 빨았다. 조금 빨다가 자고, 다시 조금 빨다 잤다. 그리고 생후 18~36시간 사이 태변을 보았는데, 다 합치면 국그릇으로 한 사발 정도 되는 많은 양이었다.

산부인과와 조산소의 출산 환경은 크게 달랐다. 시설에서부터 의료진의 태도까지 기본적으로 다르지만, 결정적인 차이는 엄마의 자율성 보장 문제다. 산부인과에서 큰아이를 낳았을 때, 엄마는 아무것도 할 일이 없었다. 의사나 간호사의 지시대로 할 뿐이다. 혹시 의료진의 지시에 약간이라도 의문을 표시하면 대개의 경우 '혼'이 난다. 엄마들은 이처럼 부드럽지 않은 의료진의 반응에 기가 질리고 마는 것이다.

둘째를 낳을 때에도, 아기를 낳기 전에 다니던 산부인과 간호사에게 '모유를 먹일 터이니, 미리 분유 먹이지 말아 달라'고 부탁해 보았다. 간호사는 '도대

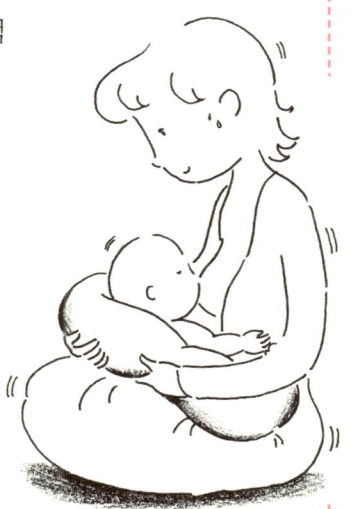

체 왜 그러느냐? 아기가 배가 고파서 울기 때문에 안 된다'고 했다. 내가 '첫아이의 경우 우유병 꼭지에 익숙해져 젖을 빨지 않아 애를 먹었다'고 하자 간호사는 '아이에 따라 다르다'며 맞섰다. 모든 게 이런 식이었다. 사실 산부인과가 아니라 조산소에서 아이를 낳게 된 것도 이 때문이다. 자연분만을 하기 위해 노력했는데 병원에서는 제왕절개를 하라고 강력하게 권했다. 11년 만에, 그것도 마흔 살에 아기를 낳는 것은 위험한 일이라고 했다.

그러나 조산소는 환경도 집과 비슷하고, 무엇보다 아기가 엄마 곁에 있어서 좋았다. 조산소에서 아기를 낳으면 젖을 먹이기도 쉽다. 언제든 아기에게 젖을 물릴 수 있기 때문이다. 물론 조산소가 아니라도 모자동실을 운영하고 자연분만과 모유 수유를 적극으로 권장하며, 젊은 엄마들이 용기를 내어 젖을 먹일 수 있도록 도와주는 병원이라면 더 좋을 것 같다.

출산 환경에 관하여 사실 산모 입장에서는 무력감을 느낄 수밖에 없다.

이렇게 해주세요!

1. 출산 후 아기에게 기본적인 처치를 해준 뒤 아기에게 젖을 빨린다. 갓 태어난 아기가 처음부터 우유병 꼭지를 빨게 되면 젖꼭지에 익숙해지기 힘들다는 것을 명심하기 바란다.
2. 젖이 돌기 전 아기에게 무엇인가 먹일 때 젖병을 사용해서는 안 된다. 다소 불편하더라도 주사기·티스푼 등으로 먹을 것을 준다.
3. 젖이 돌기 전 아기가 많이 배고파할 때에는 전문가와 상의하여 전해질액이나 포도당액 등 아기에게 무리가 가지 않는 것을 주도록 한다.
4. 아기가 배고파하기 시작하면 젖을 자주 물린다. 처음엔 젖이 잘 돌지 않으므로 중간 중간 보리차 등을 아주 조금씩 먹이면서 젖을 자주 빨린다.
5. 병원에서 출산할 경우 의료진에게 모유 수유 의사를 분명하게 전달해 두어야 한다. 요즘은 모유 수유를 권장하는 산부인과 병원이 많으므로 부담스러워하지 말고 미리 의논한다.

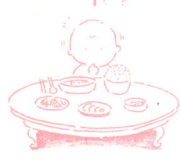

아이 낳는 장소를 병원을 택하느냐, 조산소를 택하느냐, 아니면 가정에서 직접 낳느냐를 선택하는 것 외에는 할 일이 별로 없기 때문이다. 조산소나 가정에서 아기를 낳는 산모는 극소수이고 대부분은 병원에서 아기를 낳는다. 의료진이 편하기보다 산모와 아기가 편하도록 환경을 바로잡아 나가면 산모들이 병원을 불편해하는 일은 점점 사라지지 않을까?

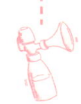

조산소 출산의 이점을 최대한 수용하고 특별히 모유 수유율을 높이기 위해 노력해 주었으면 한다. 젖 먹이기를 두려워하고 때로는 미용상의 이유로 꺼리는 젊은 엄마들에게 전문 의료진이 젖 먹이기의 중요성을 알리고 모유 수유를 하도록 이끌어 준다면 얼마나 좋을까.

집에서 아이를 돌보기로 하다

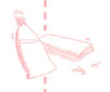

워낙 늦은 나이에 아기를 낳다 보니 산후조리도 문제였다. 일흔이 넘은 친정어머니께 산후조리를 부탁할 수는 없었다. 언니들마저 전부 직장에 다녀 산후조리를 도와줄 사람이 아무도 없었다. 남편은 산후조리원에 가는 것이 어떻겠냐며 이곳저곳 알아보았다.

남편의 권유도 권유였지만 주변에 민폐를 끼치고 싶지 않은 생각으로 조산소에서 곧바로 산후조리원으로 가기로 했다. 그런데 산후조리원을 몇 군데 돌아보고 온 남편이 다시 한번 생각해 보자고 했다. 남편은 대부분의 산후조리원이 시내에 있어 공기가 별로 좋지 않다는 것, 산후조리원에 직접 가보니 엄마의 산후조리를 위해 엄마와 아기가 떨어져 지내더라는 것, 대부분의 산모들이 젖을 직접 먹이지 않고 유축기로 젖을 짜서 젖병에 넣어 먹인다는 등의 이야기를 해주었다. 시내에 있어 공기가 좋지 않은 것보다 아기와 떨어져 있다는 사실이 마음에 걸렸다. 게다가 젖을 물리고 싶은데 산후조리원의 분위기에 눌려 유축기로 젖을 짜서 먹이게 되지 않을까 걱정스러웠다. 사람이란 아무리 굳게 마음을 먹어도 분위기가 잘 갖추어지지 않으면 편한 쪽을 선택하게 되어 있고, 나도 예외일 수 없다는 생각이 들었다. 산후조리원에 들어가면 아마도 산후조리원의 규칙에 따라 대부분의 엄마들이 하는 대로 따라갈 것 같았다.

무엇보다 아기와 24시간 함께 있고 싶어서 산후조리원으로 가려던 마음을 바꾸고 조산소에서 곧바로 집으로 향했다. 남편은 산후도우미를 구하기 위해 분주하게 움직였고, 마침내 도우미 아줌마를 구해 집에서 산후조리를 시작했다.

용혁이는 황달기가 심해 돌 전후까지 눈 가장자리에 노란 기운이 남아 있었는데 윤서는 황달 증상을 거의 보이지 않았다. 자연건강법에서는 신생아 황달의 원인을 태변에서 찾는다. 태변을 완전히 배설한 아이는 빌리루빈을 변과 함께 완전히 배설하므로 황달 증상을 보이지 않는다는 것이다. 젖

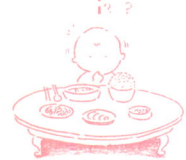

신생아 황달에 대하여

태어난 아기는 생후 2~3일에서 1주일 사이에 황달 증상을 보인다. 대부분의 아기들이 정도의 차이는 있지만 황달 증상을 보인다 하여 '신생아 황달'이라 이름 붙여졌다.
　혈중 빌리루빈 수치가 5mg/dl 이상일 때 신생아 황달을 육안으로 확인할 수 있다. 혈중 빌리루빈 수치가 5mg/dl 이상으로 상승하는 경우는 드물다. 만일 혈중 빌리루빈 수치가 12mg/dl 정도가 지속되면 좋지 않으므로, 황달기가 심하다고 느껴지면 즉시 병원의 처치를 받도록 한다.

이 돌기 전까지 굶기고 1시간 40분 동안 나체요법을 해주면 아기는 태변을 완전히 배설한다. 태변을 완전히 배설해 황금빛 똥을 누는 아기는 황달 증상을 보이지 않는다.

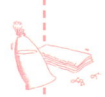

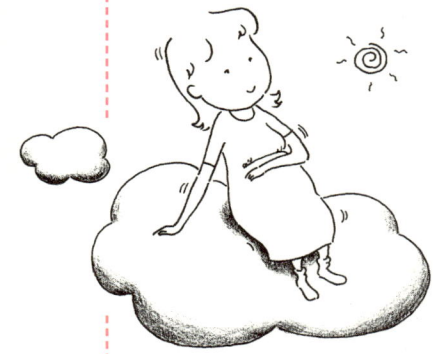

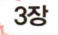

3장

개월별 모유 먹이기

첫 일주일이 중요하다

가족의 동의가 중요하다

윤서는 태어나자마자 두 시간 동안 나체요법을 하고 30분 간격으로 풍욕 2회를 한 뒤 여덟 시간 동안 잠만 잤다. 아기가 너무 곤하게 자서 불안할 정도였다. 우스운 얘기지만, 아기가 숨을 잘 쉬고 있는지 몇 번이고 아기 코에 손을 대보았다. 아기가 숨을 들이쉬고 내쉴 때마다 배가 볼록 부풀어 올랐다가 꺼지기를 반복했다.

여덟 시간쯤 잠을 자고 난 뒤 아기는 입을 약간씩 돌리면서 칭얼대기 시작했다. 젖이 돌지 않았지만 젖을 물려 보았다. 예상 외로 아기가 젖을 힘차게 빨기 시작했다. 지켜보던 산파할머니는 '아이들이 젖을 잘 안 빨려고 하

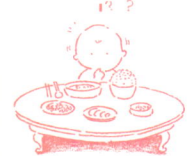

는데, 아기가 약아서 젖을 제법 잘 빤다'며 잔잔하게 미소를 지었다.

나오지 않는 젖을 빨면서 칭얼대다가 아기는 다시 잠이 들었다. 자다가 깨어나선 다시 젖을 빨고, 조금 빨다가 다시 잠들었다. 아기가 잠든 사이 혹시 젖이 나오나 하여 젖을 짜보았다. 젖이 한두 방울 떨어졌지만 돌지는 않았다. 한두 방울 나온 젖이 아까워서 자는 아기의 입술에 발라주었다. 아기는 자면서도 쪽쪽 젖 빠는 시늉을 했다.

생후 18시간 정도 지나서 윤서는 많은 양의 태변을 보았다. 변의 양이 너무 많아서 기저귀 커버 밖으로 변이 새어 나올 정도였다. 생후 36시간까지 윤서는 변을 네 번 보았는데, 국그릇으로 한 사발은 족히 될 것 같았다.

그런데 문제는 그때부터 시작되었다. 태변을 많이 본 아기는 배가 고팠는지 심하게 칭얼댔다. 젖도 아주 세게 빨았다. 다행히 아기는 안아 주면 보채지 않아서 안 나오는 젖을 물리며 아기를 달랬다. 보리차를 티스푼으로 조금씩 입에 흘려 넣어 주었다.

사람에 따라 차이가 있지만 출산 후 바로 젖이 도는 경우는 거의 없다. 출산하고 곧바로 젖이 돌지 않는 것은 '자연의 순리'다. 젖이 돌기까지 엄마와 아기는 모유 수유를 위한 준비를 한다. 엄마는 엄마대로 출산 후 흥분을 가라앉히고 젖을 먹이기 위한 준비를 시작한다.

아기는 엄마 뱃속에 머문 열 달 동안 몸에 쌓인 노폐물을 배설해 젖을 먹고 소화할 수 있는 준비를 해야 한다. 아기가 노폐물을 배설하기 전에 영양가가 높은 음식을 섭취하게 되면 노폐물을 완전히 배설하지 못한다. 태변을 비롯한 노폐물을 배설하지 못하면 아기는 병약한 아이로 자라게 된다.

엄마 젖이 출산 후 사흘 만에 도는 이치는 무엇일까. 아기 먹을거리는 엄

출산하고 곧바로 젖이 돌지 않는 것은 '자연의 순리'다. 젖이 돌기까지 엄마와 아기는 모유 수유를 위한 준비를 한다. 엄마는 엄마대로 출산 후 흥분을 가라앉히고 젖을 먹이기 위한 준비를 시작한다.

마 젖이다. 그런데 젖은 아기가 태어나자마자 곧바로 돌지 않는다. 그러므로 세상에 태어나 아기가 가장 먼저 해결해야 할 과제는 배고픔이 아니다. 바로 변을 보는 것이다. 변을 보고 나야 비로소 아기는 먹으려고 한다.

그러나 아기가 태변을 배설하고 배고파 울기 시작하자 그냥 지켜만 보기가 쉽지 않았다. 60년 동안 아기를 받은 산파도 아기가 울자 나에게 핀잔을 주셨다. '예전에야 분유가 없어서 아이들을 굶겼지만, 이렇게 좋은 세상에 왜 아이를 울리느냐'는 것이었다. 평소 자연육아에 대해 충분히 알고 계신 친정어머니도 아기가 칭얼대기 시작하자 '분유 한두 번 먹는다고 큰일 안 난다'며 질책하셨다.

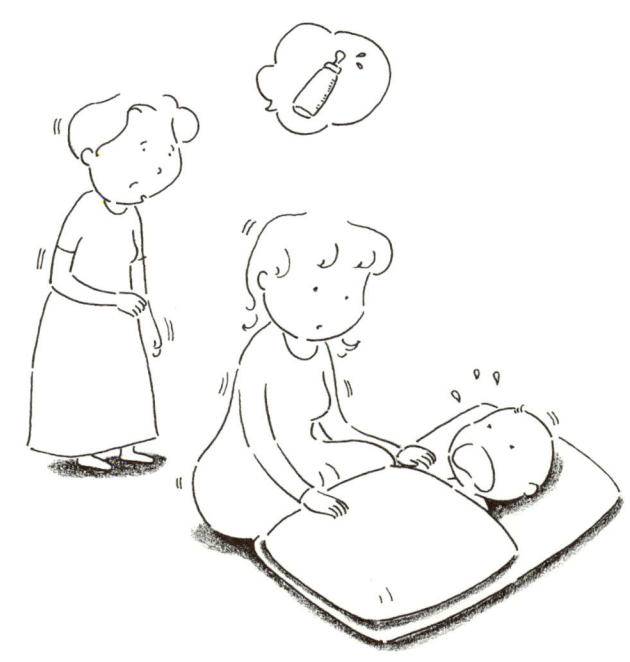

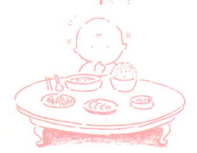

자연출산법에 대해 잘 알고 있으면서도 가족들의 성화로 태어나자마자 아기에게 분유를 먹인 결과 모유 수유에 실패한 엄마들의 이야기가 생각났다. 우유병 꼭지에 익숙해진 아기가 젖꼭지를 빨지 않더라는 것이다. '어쩔 수 없이 분유를 먹이고 말았다'는 이야기를 들으며 잘 이해하지 못했는데, 막상 같은 처지가 되고 보니 나도 버티기가 힘들었다. 아기는 배가 고파 울고 젖이 잘 돌지 않는 상황에서 분유를 한 번만 먹이라는 '유혹'은 쉽게 뿌리치기 힘들었다.

그러나 분유를 먹일 수가 없었다. 분유만 먹으면 토해 나중에는 찹쌀미음을 먹고 자란 큰아이가 생각났다. 큰아이는 분유만 먹으면 천식이 도지고 심해져 가래가 갈갈 끓곤 했다. 나는 어른들의 걱정과 핀잔을 들으며 '하루만 더 기다려 보고 젖이 돌지 않으면 미음이라도 끓여 먹이겠다'고 말씀드렸다. 내가 워낙 완고하게 버티자 결국 친정어머니는 '하기야, 예전에 분유가 없을 땐 그냥 젖이 돌 때까지 굶겼다. 배꾸리가 큰 아이들은 밥물을 받아먹었지…' 하시며 더 이상 나무라지 않으셨다.

가족들과 충분한 대화를

아기는 태변을 보고 나면 허기져서 울며 보채게 된다. 이때 아기 체질에 따라 보리차나 아주 연한 꿀물, 물에 연하게 희석시킨 오곡조청, 전해질액, 포도당액을 먹이면서 젖을 자주 물리면 젖이 빨리 돈다. 젖이 돌 때까지 아기를 굶겨야 하는 이유를 남편과 다른 가족들에게 충분히 설명하고 동의를 구해 두어야 한다.

가족, 특히 시집식구들이 모유 수유를 이해하고 도와주지 않으면 엄마의 입장이 곤란하게 되고 엄마가 스트레스를 심하게 받으면 젖도 더디게 돌게 된다.

온찜질로 젖몸살 이기기

출산 직후부터 온찜질을 자주 하도록 한다. 출산 전에 미리 온찜질 준비를 하면 편리하다. 남편이나 어머니에게 온찜질을 해달라고 부탁해, 가능한 한 자주 온찜질을 하면 젖몸살로 고생하지 않아도 된다.

젖 마사지도 자주 하세요

젖 마사지는 젖이 부드럽게 풀리도록 잘 만져 주고 비벼 주는 것이다. 양손으로 젖을 잡은 뒤 문지르거나 유방 뿌리부터 잘 비비면 된다.

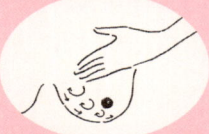

유방 위쪽부터 작은 원을 그리듯 마사지한다.

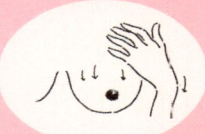

유방 위·아래쪽에서 중심부로 문지른다.

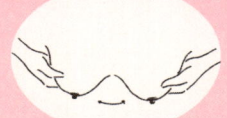

몸을 숙여 유방을 늘어뜨린 후
양쪽 유방을 잡고 양옆으로 흔든다.

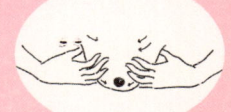

안쪽으로 밀며 젖을 짜낸다.

자주 자주 젖을 물리세요

젖은 자주 물릴수록 빨리 돈다. 출산 후 시간이 날 때마다 아기에게 젖을 물리면 젖이 돌지 않아도 아기는 젖을 빨면서 젖꼭지에 익숙해진다. 아기가 젖을 빨면 빨수록 젖도 빨리 돈다.

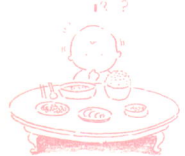

아기를 낳고 나서도 자주 따끈한 수건으로 유방에 온찜질을 해주었다. 젖이 차오르기 시작하면서 유방이 부분적으로 딱딱해지고 미열이 나는 것 같았다. 그러다가도 온찜질을 하고 유방을 마사지해 주면 시원한 느낌이 들면서 젖이 조금 나왔다. 유방이 찌르르 아프면서 젖이 방울방울 떨어지면 얼른 아기 입에 젖꼭지 물리기를 반복했다.

아기는 일주일 정도의 예비영양을 가지고 태어난다고 한다. 자연건강법을 공부할 때 얻은 지식인데, 일전에 내한한 프랑스의 오당 박사의 '아이는 일주일 정도 안 먹고도 버틸 영양을 가지고 태어난다'는 말을 듣고 좀더 확신을 갖게 되었다.

아기는 젖을 빨다가 울다가 다시 자기를 반복했고 나는 어른들의 질책을 무릅쓰고 아기에게 보리차만 먹였다. 보리차를 조금씩 자주 먹인 덕분인지 아기가 처지거나 하지는 않았다. 처음에 '빼, 배…' 하며 가늘게 울던 아기가 '으앙, 으앙' 큰소리로 울 즈음에, 드디어 젖이 돌기 시작했다.

젖몸살에 유의하자

젖이 돌기 시작하면서 두 가지 문제에 부딪혔다. 하나는 젖이 돌기 전에 아기가 빈 젖을 너무 세게 빤 탓에 젖꼭지가 헐어 아팠고, 다른 하나는 젖몸살이 찾아온 것이다. 젖이 돌지 않아 애를 태우다가 막상 젖이 돌기 시작했지만 젖꼭지도 아프고 젖에 멍울이 서면서 겨드랑이까지 오자 맥이 풀리는 느낌이었다. 산 넘어 산이었다.

젖꼭지가 헐어 아기에게 젖꼭지를 물리기가 겁날 정도였다. 그나마 고름이 잡히지 않아 젖꼭지를 물릴 수 있었다. 젖을 처음 물려 빨기 시작할 땐 몹시 아팠지만, 다행히 아기가 젖을 쭉쭉 빨아 먹기 시작하면 시원한 느낌이 들면서 젖꼭지의 아픔도 가셨다.

젖을 빨리고 나서 죽염수를 미지근하게 데워 젖꼭지를 소독한 뒤 알로에 즙을 발라 주었다. 상처가 심하지 않을 때에는 죽염수 소독과 알로에 마사지만으로 젖꼭지 헌 곳이 아문 적도 있다. 젖은 차는데 아기는 찬 젖을 다 빨아먹지 못했다. 조금 먹다가 이내 잠들어 버리고, 젖꼭지를 빼려고 하면 다시 젖을 물고 몇 번 빨다가 이내 잠이 들었다.

유방 밑 부분에 멍울이 서기 시작하면서 겨드랑이에도 작은 멍울이 잡혔다. 큰아이에게 젖을 먹일 때 젖몸살이 심해 애를 먹은 기억이 있다. 당시에는 양쪽 젖이 딱딱하게 부풀어오르고 겨드랑이가 아파 손을 들어 올리지 못할 정도였다. 뒤늦게 마사지도 하고 온찜질도 하였지만 시기를 놓친 탓인지 좀처럼 낫지 않아 결국은 병원 신세를 지고 말았다. 젖몸살이 시작되고 온몸에 열이 오르면서 심한 감기몸살 앓듯 뼈 마디마디가 쑤셨던 기

젖 짜는 법

- 시중 유축기를 이용해 젖을 짜면 간편하긴 하지만 손으로 짜는 게 가장 좋다.
- 양쪽 손으로 젖을 잡고 짠 다음 젖을 훑어내듯 짠다. 자동유축기건 수동유축기건 유축기로 짜는 것보다는 손으로 짜는 것이 유방을 완전히 비우는 데 더 좋다. 다만 젖을 많이 짜게 되면 엄마의 손마디가 아플 수 있으므로 젖을 짠 뒤에는 손을 충분히 주물러 주고, 손을 머리 위로 들어올려 마구 흔들어 혈액순환이 잘되도록 도와주어야 한다.

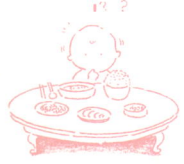

억이 지금도 생생하다.

　큰아이 때 고생했던 경험도 있고, 나름대로 젖몸살에 대비해 출산 전부터 마사지와 온찜질을 적절히 해온 터라 이번에는 당황하지 않고 온찜질을 하기 시작했다. 아기가 젖을 빨지 않을 때에는 마사지도 자주 해주었다. 가끔은 초등학교 5학년 된 아들이 젖을 빨아 주었는데, 아들이 젖을 쭉쭉 빨면 시원했고 젖멍울도 쉽게 풀어졌다. 젖멍울이 풀리면 통증도 사라졌다. 젖에 멍울이 심하게 졌을 때에는 겨자찜질이나 겨자습포로 풀어 주면 시원한 느낌이 들면서 멍울이 서서히 풀렸다.

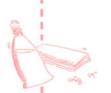

겨자찜질이란, 몸의 표면에 영양가 높은 겨자를 붙여 세균이 겨자 쪽으로 이동하게 하여 열로 균을 잡는 방법이다. 전신에 활용한다. 목과 가슴 등에 해주면 기관지, 폐 계통의 질병에 유효하다. 폐렴, 기침, 감기, 요통, 좌골신경통, 관절염, 디스크, 신경통, 견비통, 각종 통증, 중이염, 충수염, 피로회복, 월경으로 인한 요통 등 염증과 통증 해소에 효과가 있다.

만드는 방법

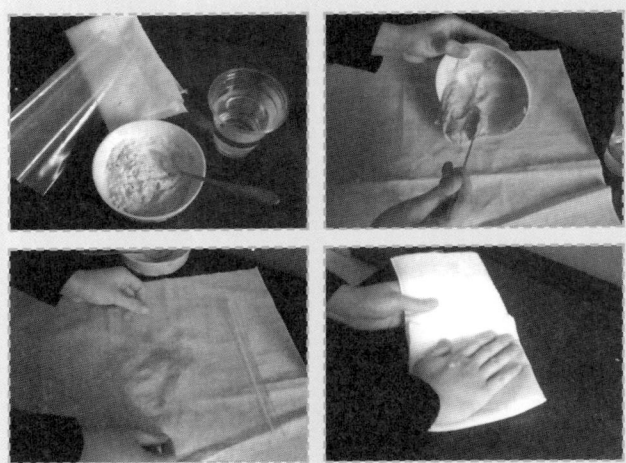

1. 겨자가루와 감자가루(또는 우리밀가루), 가제, 비닐 등을 준비한다.
2. 겨자가루와 감자가루를 7 : 3 혹은 5 : 5 나 3 : 7의 비율로 혼합하여 약 55도 정도의 따뜻한 물로 끈적끈적하게 반죽한다.
3. 해당 부위를 충분히 덮을 만한 크기의 가제 위에 겨자 반죽을 올리고, 그 위에 비닐을 덮어 손으로 약 3mm 정도의 두께로 환부 크기만큼 납작하게 만든다.

찜질법

가제 쪽을 환부에 붙이고 나서 2~3분 후, 가제의 모서리를 들어 피부의 발적 정도를 살펴본다. 붉게 되었으면 바로 가제를 떼어 다른 곳에 붙인다. 5분 이내에 붉게 되는 것은 효과가 높다는 뜻이며, 증상이 가벼운 상태로 볼 수 있다. 반면에 20분이 지나도 붉게 변하지 않거나, 붉게 변했다가 곧바로 퇴색하는 것은 중증이라고 보면 된다. 20분이 지나도 붉게 되지 않을 경우에는 일단 중지하고, 피부에 마그밀액(약국에서 파는 마그밀정을 물에 녹여 만든

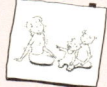 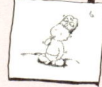

것. 10cc의 따뜻한 물에 마그밀 1알을 넣어 녹여 만든다. 수렴·완화 작용으로 통증을 줄인다)을 바르고 40~50분 후에 다시 겨자요법을 실시한다. 피부가 붉어질 때까지 반복한다.

주의 사항

1. 피부가 빨갛게 발적되면 다른 곳으로 옮겨 붙인다.
2. 발적이 되지 않더라도 한 자리에 20분 이상 붙여두면 안 된다. 지정 시간을 초과하면 화상을 입을 수 있다. 발적이 사라진 뒤에 겨자요법 때문에 피부가 거칠어진 경우에는 마그밀 액을 바르거나 알로에 즙을 발라 열을 식힌다. 보통 1일 1회가 적당하지만 때로는 2회를 해도 무방하다.

겨자습포

겨자습포는 12개월 이전의 아기들이나 살이 약한 부위에 한다. 이 요법은 섭씨 39도의 더운물로 2% 겨자액을 만들어 가제에 환부에 붙이는 방법이다. 환부가 붉어질 때까지 해야 효과가 있다.

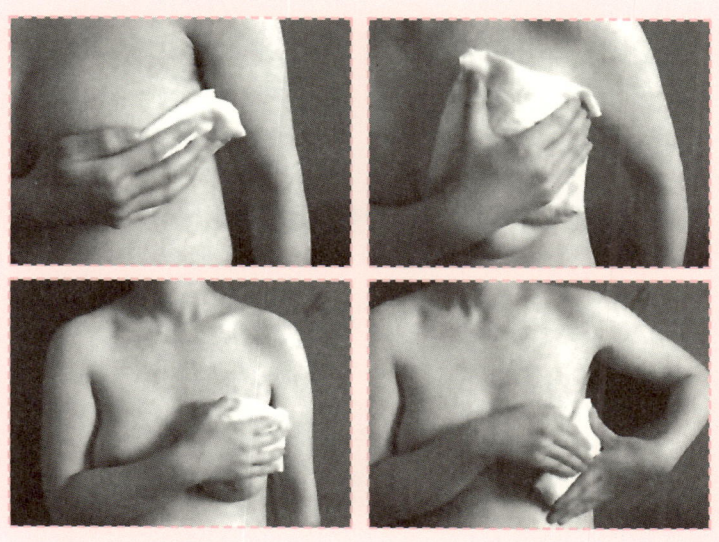

다양한 수유 자세

젖을 물릴 때 자세를 잡는 것도 문제였다. 젖을 먹이려면 적어도 30분 정도는 같은 자세를 유지할 수 있어야 하는데 출산 후 몸이 여물지 않아 자세를 잡기가 어려웠던 것이다. 출산 후 자궁과 골반뼈, 질이 완전히 아무는 데 4~6주가 걸린다. 그래서 산모는 관련 기관이 여물기 전까지 무리해서는 안 된다. 그런데 젖을 먹이려면 다소 무리가 따르게 된다. 게다가 아이를 한여름에 낳은 탓에 질이 잘 아물지 않았다. 하루 2회 쑥좌욕을 하고 삼칠일이 지나서는 풍욕도 하고 있었지만 몸은 쉽게 여물지 않았다.

수유 자세는 크게 두 가지다. 전통적으로 앉아서 젖을 먹이는 방식이 있고 누워서 먹이는 방법이 있다. 그런데 내 경우 윤서를 낳고 질이 아물기 전까지, 다시 말해 산욕 기간 동안 앉아서 젖을 먹이는 게 이만저만 고통스러운 일이 아니었다. 그래서 한동안 옆으로 누워서 젖을 먹였다. 누워서 젖을 먹이는 것도 쉽지 않았다. 아기가 너무 어려서 옆으로 누운 채 젖을 먹이는

젖몸살 예방이 최고

젖이 퉁퉁 붓고 멍울이 설 때까지 방치하면 곤란하다. 유선염이 겹쳐 수유를 중단하게 될 수도 있다. 젖이 붓기 시작하면서 젖 일부가 딱딱해지고 멍울이 설 조짐이 보이면 마사지를 충분하게 해주고 온찜질을 계속 한다.
겨자찜질도 효과가 있다. 유방은 살이 부드럽고 예민하므로 겨자와 밀가루의 비율을 3 : 7 정도로 조절해 겨자찜질을 하면 좋다. 젖몸살이 심해 마사지와 온찜질만으로 멍울이 풀어지지 않고 통증이 심할 때에는 전문가의 처치를 받아야 한다. 이때 모유 수유 의지를 분명히 밝혀 약제 선택 과정에서 차질이 생기지 않도록 한다.

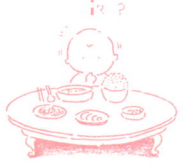

것이 위험하게 여겨졌다. 때로는 젖을 물린 채 잠이 드는 경우도 있었는데, 혹시 젖무덤에 아기가 질식하지 않을까 염려되었다. 또 아기가 옆으로 누워 있다가 몸을 똑바로 한 채 고개만 옆으로 돌려 젖을 먹을 때도 있었는데, 아기가 편해 보이지 않아 마음이 쓰였다. 그래서 몸이 아주 불편할 땐 어머니를 옆에 앉혀 누워서 젖을 먹였고, 견딜 만하면 되도록 앉아서 먹였다. 앉아 있기가 힘들면 방석을 여러 개 겹쳐 엉덩이를 뒤로 빼고 앉아 젖을 먹였다. 아기 머리가 놓인 쪽 다리 밑에 베개를 받쳐 가능하면 다리에 들어가는 힘을 줄였다. 젖이 너무 많이 나와 아기가 사레 들려 잘 먹지 못할 때에는 비스듬히 누운 자세에서 아기를 옆으로 안고 젖을 먹였다. 몸을 비스듬하게 눕히면 중력을 덜 받아 젖 나오는 양이 조절되는 것 같았다.

수유자세는 엄마 몸 상태에 따라, 여러 가지를 잡아 보고 편한 자세를 찾아야 한다. 앉아서 먹이는 게 가장 좋지만 젖이 너무 많이 나올 땐 비스듬히 누워 아기를 옆으로 안고 먹이는 게 더 편하다. 아기가 조금 크면 옆으로 누워 아기에게 팔베개를 하고 젖을 먹이면 안정된 자세가 나온다. 밖에서 갑자기 아기가 배고파 울면 망설이지 않고 아기에게 젖을 먹였다. 심지어 포대기로 아기를 앞으로 안고 서서 젖을 먹인 일도 있었다.

젖꼭지 바르게 물리는 법

아기 입과 유방이 밀착하도록 젖꼭지를 물려야 한다. 그래야 젖을 먹을 때 공기가 잘 들어가지 않는다. 젖이 많이 나올 때 아기는 젖꼭지만을 야무지개 물고 자불자불 젖을 빨게 된다.

젖 먹이는 자세

앉아서 먹이는 자세
등을 베개에 대고 벽에 기대어 앉는다. 아기 머리가 놓인 쪽 밑에 베개를 받치면 다리에 힘이 덜 들어가 편하다.

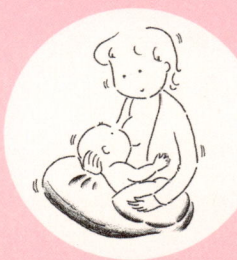

옆으로 누워서 먹이는 자세
엄마 몸이 힘들 때, 밤에 수유할 때 옆으로 누워 젖을 먹이면 편하다. 단 아기가 젖무덤에 눌리지 않도록 주의해야 한다.

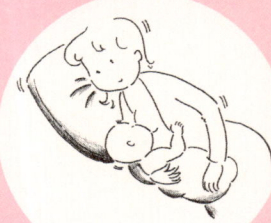

비스듬히 누워 아기를 옆으로 안고 먹이는 자세
젖이 너무 많이 나와 아기가 사레가 들려 젖을 잘 먹지 못할 때는, 비스듬히 누운 자세로 먹인다. 중력을 덜 받아 젖이 나오는 양을 조절할 수 있다.

서서 먹이는 자세
전철이나 여행 중 아기가 많이 울 때 불가피하게 서서 젖을 먹여 볼 수 있다. 포대기로 아이를 앞으로 안고 먹이면 된다. 의외로 서서 젖을 먹이는 것이 불편하지 않게 느껴질 수 있다.

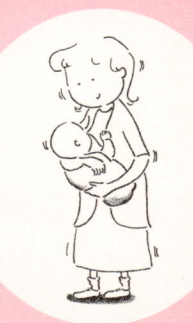

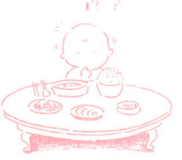

생후 첫 일주일부터 백일까지 젖 먹이기

첫 일주일이 지나자 젖이 아주 잘 나왔다. 첫 일주일 동안은 아기가 원할 때마다 언제든 젖을 물렸는데, 두 번째 주에 들어서면서 젖이 충분해지자 일정한 간격을 둘 수 없었다. 아기는 젖을 평균 15분 정도 빨고 잠이 들었다. 아기가 잠이 들어도 30분 정도까지 젖꼭지를 물려두면 아기는 자면서 간간이 젖꼭지를 쭉쭉 빨다가 깊은 잠에 빠졌다. 그러면 젖꼭지를 빼고 트림을 시킨 뒤 요 위에 눕혔다. 그러면 아기는 3~4시간을 푹욱 잤다. 젖이 충분했으므로 윤서는 백일까지 젖만 먹었다.

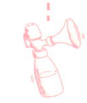

수유 간격

대개 신생아 때는 아기가 원할 때마다 젖꼭지를 빨리는 게 좋다고 되어 있다. 기본적으로 신생아 때는 아기의 젖 먹는 태도가 확립되지 않은 상태다. 또한 엄마 젖이 충분히 돌수 있도록 해야 하는 시기이므로 아기가 원할 때마다 젖을 자주 빨도록 하는 것이 좋다.

그런데 윤서의 경우, 생후 일주일 후부터는 젖을 한번 먹고 나면 서너 시간, 어떤 때는 다섯 시간까지 쭉 잤다. 젖을 먹고 두어 시간 지나면 무엇을 먹고 싶어하는 듯 입을 돌리는 때가 있었는데, 그럴 때는 우선 보리차를 우유병에 넣어 아기가 먹는 만큼 먹였다. 그러면 아기는 20~30g 정도의 물을 먹고 다시 잠이 들었다. 모든 아이가 같을 수는 없겠지만 윤서의 경우, 생후 일주일 이후부터 평균 수유 간격이 네 시간 정도로 벌어졌다.

모유 수유를 할 경우, 특별히 수유 간격을 그다지 신경쓸 필요는 없어 보인다. 아기가 원할 때마다 먹이는 것도 가능하다. 그러나 나는 아기가 무

대개 신생아 때는 아기가 원할 때마다 젖꼭지를 빨리는 게 좋다고 되어 있다. 기본적으로 신생아 때는 아기의 젖 먹는 태도가 확립되지 않은 상태이다. 또한 엄마 젖이 충분히 돌수 있도록 해야 하는 시기이므로 아기가 원할 때마다 젖을 자주 빨도록 하는 것이 좋다.

엇인가를 먹고 싶어하는 듯 입을 돌릴 때마다, 젖을 빨리는 것이 과연 옳을까 하는 의문을 가져 보았다. 어른들도 밥을 먹고 나서 한두 시간이 지나면 입이 텁텁하면서 물이 먹고 싶어진다. 그래서 윤서가 젖을 먹고 무엇인가 먹고 싶어하는 느낌을 보일 때는 물을 먹였는데, 아기는 잘 먹었다. 그리고 다시 편안하게 잠이 들었다. 처음부터 윤서가 젖을 먹은 후, 네 시간 정도 푹 잔 것은 아니었다. 젖을 먹고 난 뒤 두 시간쯤 후에 물을 먹이고 다시 두어 시간 후에 젖을 먹이는 것을 반복하면서 네 시간의 수유 간격이 자리를 잡은 것 같다.

아기에 따라 두 시간 간격이나 혹은 한 시간 간격으로 수유가 가능하다. 요는 아기마다 배꾸리 크기와 먹는 습관이 다르므로 수유 간격은 '아기 스스로 찾아간다'는 표현이 옳을 것이다. 다만 엄마가 아기를 잘 살펴보고, 젖이 아니라 물을 원할 때에는 물을 주는 것이 어떨까 한다.

트림 시키기

대개는 모유를 먹이면 트림을 시키지 않아도 된다고 생각한다. 그러나 공기가 젖과 함께 섞여 들어갈 수 있으므로, 젖을 먹이더라도 트림은 꼭 시켜야 한다. 트림을 시키지 않으면 장에 가스가 차게 되는데, 아기가 방귀나 트림으로 소화기 속 가스를 배출시키지 못하면 배앓이를 할 우려가 있다.

곧추세워 안고 등을 톡톡 쳐주거나 가만히 쓰다듬어 내리면 아기는 '크윽' 하고 트림을 한다. 어느 날은 등을 세워 안아 주기만 해도 트림을 했다. 하지만 어떤 날은 한 시간 이상 안고 있어도 트림을 하지 않았다. 그래서 네 시간 동안 아기를 안고 재우다가 다시 젖을 먹인 다음 트림을 시키고 눕힌 일도 있다. 어떤 때에는 트림 대신 방귀를 '뿡' 뀌는 경우도 있다. 트림이건 방귀건

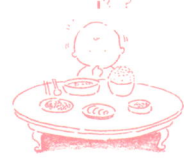

가스를 배출하는 형태이므로 방귀를 뀌면 안심하고 아기를 눕혔다.

 트림시키는 방법

1. 젖을 먹인 뒤 아기를 가만히 어깨에 세워 안는다.
2. 아기 등을 조용히 쓸어주거나 톡톡 쳐준다.

밤중 수유

밤중 수유는 가능하면 생후 한 달 전후로 끊는 게 좋다. 윤서는 생후 일주일 이후부터는 밤 10시쯤 젖을 먹고 나면 새벽 5~6시까지 푹 자서 자연스럽게 밤중 수유를 하지 않았다. 새벽녘에 산야초효소를 50g 정도 먹이고 나면 다시 잠이 들어 오전 10시쯤에 첫 젖을 먹였다. 그러니까 생후 3개월 정도까지는 밤중 수유를 하지 않았으므로 신경 쓸 일이 별로 없었다.

그런데 정작 백일이 다가오면서 갑자기 밤에 젖을 찾기 시작했고, 거꾸로 다른 아이들이 밤중 수유를 완전히 끊어 갈 즈음 윤서는 밤중 수유를 시작했다. 돌이켜보니 백일이 가까워올 무렵 밤중에 윤서가 젖을 찾았을 때 나의 태도가 문제였던 것 같다. 엄마들과 이야기를 나누다 보면 윤서와 비슷한 양상을 보인 아이들이 있었다.

아마도 백일이 가까워지면서 젖이 부족했을 수도 있을 것이다. 아침까지 푹 자던 아기가 새벽 2~3시면 깨서 울었다. 이때 일부 엄마들은 아기가 얼마나 우는지 지켜보았다고 한다. 그런데 아기는 몇 번 뒤척이며 울다가 다시 잠이 들었다고 한다. 하지만 나는 아기가 몸을 뒤척이기만 해도 깰 정도로 예민한 상태여서, 아이의 울음을 지켜볼 여유가 없었다. 나는 아기가 울면 곧바로 보조등을 켜고 지켜보았다. 그리고 아기 입 주변에 손을 대주면 아기는 배고픈 듯 입을 돌렸다. 나는 잠결에 물을 먹이는 것이 번거로워 젖을 물렸다. 아기는 젖을 몇 번 쪽쪽 빨다가 다시 잠이 들었다.

백일이 지나 아기가 밤에 한두 번 깰 때 엄마가 어떻게 대처하느냐가 중요한 것 같다. 한 순간의 잘못한 대처로 백일 이후 윤서는 밤에 1~2번 깨어 젖을 빨다가 잤다. 그때 다소 '의연하게(?)' 대처했던 엄마들은 밤중 수유를 야물게 끊을 수 있었다고 한다.

물론 아기마다 유형이 다르므로 누구나가 밤중 수유를 끊을 수 있는 것은 아니다. 그러나 윤서는 엄마가 잘못 대처해 밤중 수유를 계속한 경우였다.

밤중 수유는요

1. 가급적 생후 1개월 이내에 야물게 끊는 게 좋다.
2. 밤중에 아기가 한두 번 깨어 뒤척여도 젖을 물리기보다는 물을 조금 먹이거나 잠시 지켜보자. 얼마 지나지 않아 아기는 다시 깊은 잠에 빠지게 된다.
3. 이가 난 뒤까지 밤중 수유를 하게 되면 젖이 입안에 고인 상태에서 잠이 들게 되므로, 충치가 생기기 쉽고 잇몸이 약해질 우려가 있으니 유의해야 한다.

잇몸 관리

밤중 수유와 잇몸, 치아 건강은 밀접하게 연관되어 있다. 윤서의 경우 백일 이후부터 밤중 수유를 다시 하게 되어, 앞니에 충치가 생겨 고생했다. 그러므로 가급적 생후 한 달을 전후하여 밤중 수유를 끊어 주는 것이 잇몸, 치아 관리에 좋다.

신생아 때는 젖을 먹이고 트림만 시켰지만, 생후 한 달이 지나면서 젖을 먹고 나면 물을 먹인 다음 깨끗한 가제 손수건으로 잇몸을 살짝 닦아 주었

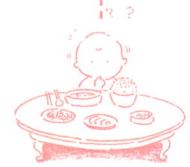

다. 생후 2개월부터는 유아용 칫솔로 이를 가볍게 닦아 주었다.

유두 관리

젖을 먹이기 전, 젖을 조금 짜낸 다음 멸균가제를 적셔 유두를 닦은 뒤 젖을 물렸다. 젖을 먹이고 난 뒤에도 젖을 짜고 유두를 잘 닦았다. 하루에 한 번 더운물로 젖과 젖꼭지를 씻고, 밤에 마지막 수유를 하고 난 뒤에는 0.85% 죽염수로 젖꼭지와 젖을 소독해 염증에 대비했다.

브래지어의 착용

브래지어는 시중에서 파는 수유용 브래지어를 착용했다. 집에 있을 때에는 가능하면 브래지어를 하지 않았는데 젖의 양이 늘어나면서 브래지어를 찼다. 멸균가제를 유두에 받치고 브래지어를 차야 젖이 불었을 때 흐르는 것을 막을 수 있었다.

상하로 나누어진 헐렁한 옷이 좋다

젖을 먹일 때에는 원피스보다는 투피스가 좋다. 헐렁한 면소재의 수유용 투피스를 입고 있으면 편안하게 젖을 먹일 수 있다. 앞이 막힌 옷보다는 단추가 달려 앞이 트여 있는 옷이 편하다.

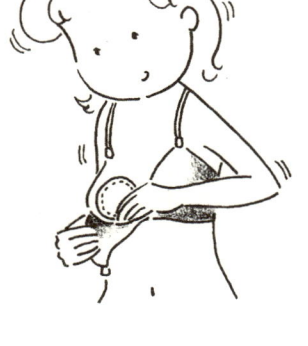

가제(수유용 패드)로 젖을 받친 다음 헐렁한 수유용 브래지어를 찬다.

젖 먹이기의 실제

1. 젖이 차면 우선 약간의 젖을 짜낸다. 젖은 유방 밑동부터 차오르므로 오래 고여 있던 젖은 조금 짜버리는 게 좋다.

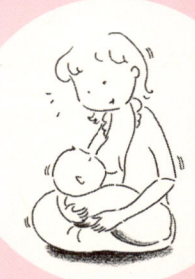

2. 젖을 충분히 마사지해 골고루 섞이게 한다. 젖을 충분히 비벼 주지 않으면 아기는 물젖을 먹게 된다. 물젖으로 배를 채우면 정작 참젖이 나올 때에 아기가 잠들어 버리는 경우가 있다.

3. 젖꼭지를 소독한다. 소독할 때에는 젖을 짜서 가제에 적시거나, 죽염수나 끓여 식힌 미지근한 물을 써도 좋다.

4. 젖은 30분 정도 충분히 물고 빨게 한다. 아기는 보통 5～15분 사이에 먹는 양의 대부분을 섭취한다고 한다. 나머지 시간은 충만감을 주기 위한 배려다.

5. 30분 정도 젖을 빨린 뒤 트림을 시킨 아기를 눕힌다.

6. 남은 젖을 완전히 짜내 유방을 비워 둔다. 남은 젖은 1회용 젖병에 넣어 냉장 보관해 둔다. 냉장한 젖은 한 달 정도 보관이 가능하므로 필요할 때 먹이도록 한다.

7. 젖꼭지를 소독한 다음 가제를 젖에 대고 브래지어를 찬다.

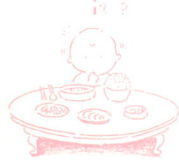

백일까지 아기는 '세상'에 익숙해지기 위해 애를 쓴다. 그중에서 아기에게 가장 중요한 것은 젖에 익숙해지는 것이다. 이 시기에 아기의 젖 빠는 모습을 보면 양쪽 볼이 쏙쏙 들어갈 만큼 힘을 들일 때도 있고, 입만 움직여 자불자불 먹을 때도 있다. 어떤 때 아기는 힘주어 젖을 빨게 될까? 그리고 어떤 경우에 입만 조금씩 움직이며 젖을 먹는 것일까?

젖이 잘 나오지 않을 때 아기는 힘차게 젖을 빤다. 어떤 일에 총력을 기울일 때 '젖 먹던 힘까지 다한다'는 말을 쓰는데, 젖을 힘껏 빠는 아기 모습을 보면 적절한 표현이라는 생각이 든다. 보통 우유병 꼭지를 빠는 힘과 젖꼭지를 빠는 힘은 60배 정도 차이가 난다고 한다. 젖을 빨 땐 우유병 꼭지를 빠는 힘의 60배로 기운을 내야 하는 것이다. 그 결과 젖을 먹고 자란 아기들은 턱의 힘이 발달하는데, 이는 뇌의 발달을 촉진킨다. 같은 부모 밑에서 자란 아기라도 모유 수유를 한 아기가 평균 10~20 정도 아이큐 지수가 높다고 한다. 때로 젖이 너무 많이 나오면 아기는 젖을 세게 빨지 않고 약하게 빤다. 그래야 사레들지 않고 안전하게 먹을 수 있기 때문이다.

아기는 젖이 잘 나오지 않을 때면 짜증을 내기도 하지만, 쉽게 포기하지 않고 젖을 세게 빨아 먹을거리를 구한다. 젖이 많이 나오면 사레가 들어 기침을 하지만 이에 굴하지 않고 혀로 젖꼭지를 막거나 젖을 약하게 빨아 마침내 사레드는 것을 극복하고 젖을 먹고 만다.

일정하게 나오는 우유병 꼭지를 통해서는 도저히 얻을 수 없는 '힘든 경험'을 통해 아기의 지혜는 나날이 싹터 간다. 이때 엄마의 자세가 중요한데, 아기가 젖이 안 나와 짜증을 내거나, 사레가 들어 기침을 하더라도 느긋하게 지켜보며 아기를 격려해 주는 태도가 필요하다.

백일 이후부터 생후 6개월까지의 모유 수유

백일이 지나면 아기는 젖에 익숙해져 여러 가지로 젖을 빠는 요령을 체득하게 된다. 특히 이 시기는 어느 때보다 안정되게 젖을 먹일 수 있다. 아기는 엄마를 확실히 인식하고 젖을 먹으면서 엄마와 다정하게 눈을 맞추기도 한다. 한 손으로 먹는 젖을 만지고 남은 손으로는 다른 쪽 젖꼭지를 만지작거리며 재롱을 피우는 시기다. 젖 먹이는 행복감을 느끼게 되는 시기이기도 하다. 이때는 아기가 먹는 양이 늘어나면서 젖이 부족해질 수 있으므로 엄마가 몸 관리를 잘해야 한다.

젖 먹이는 행복을 알게 되는 시기

백일이 되면서 윤서는 얼굴이 토실토실해지고 다리에 살도 많이 올랐다. '늙은 엄마 젖을 먹여 아기가 말랐다'는 어른들의 핀잔 횟수도 차츰 줄어들었다. 백일이 지나면서 윤서는 세 시간 간격으로 젖을 찾았다. 백일까지는 한쪽 젖으로 충분했는데 만 6개월이 다가오면서 한쪽 젖으로는 부족해 한 번 먹을 때 양쪽 젖을 다 먹었다.

눈빛으로 의사 표시를 확실히 할 수 있는 시기여서 젖을 먹으면서 엄마를 바라보는 눈이 매우 곱고 예쁘다. 만 6개월이 되면서는 장난스럽게 젖꼭지를 물기도 했고, 엄마가 '아프다'고 얼굴을 찡그리면 젖을 먹다가 넘어갈 듯 까르르 웃었다.

트림은 꼭 시키려 노력했지만 가끔 트림을 하지 않아도 젖을 올리는 일이 드물어졌다. 젖의 양도 안정적으로 나오고 아기도 젖 먹는 요령을 터득해 젖을 편안하게 먹었다. 무엇보다 젖을 먹으면서 손가락으로 다른 쪽 젖

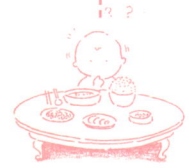

을 만지면서 엄마를 빤히 쳐다볼 때는 말로 표현할 수 없을 만큼 행복했다. 젖 먹일 시간이 되어 젖을 문지르고 있으면 '어서 달라는 듯' 애틋한 표정으로 칭얼대며 엄마를 빤히 바라보는 모습도 귀여웠다. 그럴 때 젖을 물리면 기분 좋은 듯 '옹옹옹' 소리를 내면 젖을 잘 빨아먹었다. 아마도 인생에 있어 가장 행복한 순간이 아니었나 싶다.

젖의 양을 늘리기 위해 노력해야 할 시기

윤서의 먹는 양이 늘어나면서 젖의 양이 부족해질 것이 걱정됐다. 때문에 먹을거리를 잘 챙겨 먹으려 애썼다. 하루 4회 정도 먹던 미역국밥을 5회~6회로 늘렸고, 산야초효소 희석액을 600g 정도 먹었다. 젖을 먹이고 나면 기운이 빠지면서 배가 고파져 간식을 챙겨 먹었다. 간식으로는 우리밀 빵이나, 우리밀 부침개, 우리밀 과자, 삶은 감자나 고구마, 뻥튀기, 삶은 유정란, 두유, 떡 그리고 과일을 많이 먹었다. 다행히 젖이 충분해 따로 젖을 늘리기 위한 '비법'을 쓸 필요는 없었다.

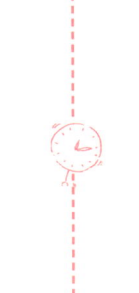

젖이 부족할 때 가장 먼저 점검해야 할 것은 '엄마가 물을 충분히 먹고 있는가'이다. 젖은 90% 내외가 수분이다. 그러므로 수분이 충분하지 않으면 젖이 잘 나오지 않는다. 다음으로 엄마가 잘 먹고, 잘 자며, 충분히 쉬고 있는가 살펴봐야 한다. 엄마 몸의 영양 상태가 좋아야 젖도 잘 나오기 때문이다. 잘 먹어도 잘 자고 푹 쉬지 못하면, 다시 말해 엄마 몸이 피곤하면 젖이 잘 생산되지 않는다. 다행히 큰아이 때와 달리 윤서가 잘 먹고, 잘 자고, 잘 놀아 주어서 엄마도 덩달아 잘 쉰 덕분에 젖이 부족하지 않았다.

젖의 양을 늘리기 위해 특별히 돼지 족이나 특정 생선을 고아 먹는 경우

젖이 부족할 때 가장 먼저 점검해야 할 것은 '엄마가 물을 충분히 먹고 있는가'이다. 젖은 90% 내외가 수분이다. 그러므로 수분이 충분하지 않으면 젖이 잘 나오지 않는다. 다음으로 엄마가 잘 먹고, 잘 자며, 충분히 쉬고 있는가 살펴봐야 한다. 엄마 몸의 영양 상태가 좋아야 젖도 잘 나오기 때문이다.

가 있는데, 이를 민간요법일 뿐이라며 치부해 버릴 일은 아닌 것 같다. 돼지 족발이나 가물치 등의 생선은 영양이 풍부한데, 특히 단백질과 미네랄을 다량 함유하고 있어 젖을 잘 나오게 할 뿐만 아니라 질 또한 높여 준다. 그런데 중요한 것은 제대로 된 돼지 족이나 생선을 먹어야 한다는 것이다. 다행히 생활협동조합 등을 통해 좋은 재료를 구할 수 있으니 참고했으면 한다.

이때부터 녹즙의 양을 좀 더 늘렸다. 아침저녁으로 하루 200g 이상 꼭 녹즙을 먹었고, 감잎차를 먹는 양도 조금 더 늘렸다.

유선염에 시달리다

요즘 아기들, 특히 인공영양을 하는 아기들의 경우 만 3개월이 지나자마자 이가 나는 경우가 있다. 엄마들의 영양 상태가 좋아서인지 젖을 먹여도 대개 4~5개월이면 이가 조금씩 드러나기 시작한다. 윤서의 경우도 만 5개월이 지나면서 이가 나오기 시작했다.

이가 날 무렵이면 잇몸이 가려운지 아기들은 잇몸을 부딪쳐 갈기도 하고 젖을 먹다가 엄마 젖꼭지를 물어 아프게 하기도 한다. 젖꼭지는 약하기 때문에 유선염에 걸리지 않도록 조심해야 한다.

윤서도 4개월에 들어서면서 잇몸으로 젖꼭지를 깨물기도 하고 잇몸을 부비기도 했다. 그러면서 젖꼭지에 크고 작은 상처가 났다. 상처 난 젖꼭지를 윤서가 빨면 젖꼭지에 염증이 생겨 몹시 아팠다. 젖꼭지를 짜서 소독하고 죽염수로 소독했지만 밤에 아기가 젖을 다시 빨면서 문제가 생겼다.

윤서가 만 6개월을 채운 날 밤, 오른쪽 젖에 약간의 통증이 있는 듯해 잠을 깼는데, 30분도 채 안 되어 유방 전체가 딱딱해지면서 건드리기만 해도

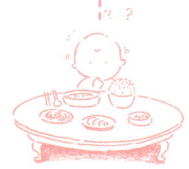

통증이 왔다. 젖도 나오지 않았다. 온찜질을 한 뒤 젖을 짰더니 피고름이 나왔다. 한밤중이어서 병원에 갈 수도 없고 난감했다. 젖이 매우 딱딱해지며 통증도 심해졌는데 처음 당하는 일이라, 수술을 걱정할 정도였다.

별다른 도리가 없어서 유방에 겨자습포를 했다. 약한 젖살 위에 겨자액이 묻으니 살갗이 아팠으나 겨자액이 유방에 스며들면서 시원한 느낌이 들었다. 한 시간 정도 겨자습포를 해주고 나서 젖을 짜보았다. 이번엔 젖이 피고름과 함께 섞여 나왔다. 살갗이 아파 더 이상 겨자습포를 할 수가 없어서 핫팩을 했다. 비닐옥찜질팩을 데워 수건으로 잘 싼 뒤 젖 위에 올려놓으니 시원한 느낌이 들었다. 30분쯤 뒤에 비닐팩을 다시 데워 온찜질을 했다. 그렇게 두 시간 정도 하고 나니 딱딱하게 굳었던 젖도 많이 풀렸다.

죽염수로 젖꼭지 젖을 소독한 후, 다시 핫팩을 올려놓고 잠이 들었는데 아침에 일어나 보니 멍울이 조금 남아 있는 정도여서 안심했다. 아프지 않은 쪽 젖을 윤서에게 물리고, 고름이 섞인 쪽 젖은 짜내면서 오전을 넘긴 뒤 동네 약국에 갔다. 예순 가까이 된 약사 아주머니는 옛날 당신이 젖 먹이던 이야기와 함께 항생제까지 먹을 필요는 없다며 소염제를 주셨다. 약한 소염제이니 젖은 먹여도 된다고 말씀하셨다.

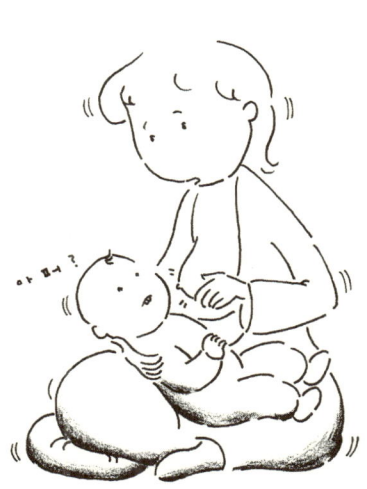

하루 정도 소염제를 먹었지만 아무래도 찜찜하여 젖은 짜버렸다. 다음날부터는 젖에 피도 섞여 나오지 않았다. 신기한 것은 만 이틀 만에 유선염이 치료됐다는 것이다. 오른쪽 젖을 다시 윤서에게 빨리니 참으로 시원한 느낌이 들었다. 그리고 조금 남아 있던 멍울도 아기가 젖을 세차게 빨아먹으니 일주일 정도 지나 없어졌다.

귤즙을 먹여 보았다

백일이 지나면서 윤서는 어른의 무릎 위에 앉아서 제법 오래 버티었다. 때로 밥상 앞에 앉게 되면 먹을 것에 관심을 보였다. 특히 새콤달콤한 귤을 보면 먹고 싶은지 침을 흘리곤 했다. 그래서 만 4개월이 지나면서 귤즙을 내어 먹였다. 귤즙을 가제에 꼭 짜서 젖병에 넣어 먹이면 아주 잘 먹었다. 그 후 변 상태를 보아 가면서 하루 한두 쪽에서 시작하여 반 개 정도 즙을

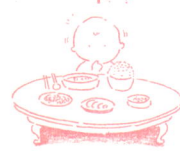

짜 먹이다가, 만 5개월이 지나면서 즙을 내지 않고 귤의 속껍질을 까서 빨아 먹도록 했다.

젖이 충분한 덕분에 무리해서 이것저것 먹일 필요가 없었다. 이유식을 구태여 일찍 시작할 필요도 없었다. 과즙을 잘 소화시키는 듯하여 녹즙을 조금씩 섞여 먹였다. 만 6개월이 지나서는 소주컵 한 컵 정도의 녹즙과 과즙을 섞은 주스를 하루 2회 먹는 정도로 발전했다.

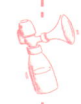

치아관리

젖을 먹는 아이들은 젖을 물고 자려 하므로 치아 관리에 각별한 주의를 기울여야 한다. 이때부터 생수를 먹일 수 있으므로 젖을 먹인 다음 반드시 생수를 먹이고 유아용 칫솔로 미지근한 물을 이용해 이를 닦아 준다. 이 시기부터는 가능하면 젖을 물고 잠들지 않도록 각별한 주의가 필요하다. 아기 버릇은 엄마가 들이기 나름이라는 사실을 명심하라.

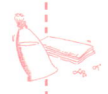

생후 7개월부터 돌까지

이 시기에는 생활에 큰 변화가 생겼다. 과거에 일하던 시민단체에서 상근을 하게 된 것이다. 윤서를 낳으면서 아기 키우는 데 전념하기 위하여 집에서 할 수 있는 일을 원했지만 불가피한 선택을 해야 했다.

6개월까지는 간간이 강의를 하거나 회의에 참석하는 정도의 일만 하고 있었으므로 아기를 데리고 다녔다. 아기가 배고파하면 회의 중에 자연스럽게 젖을 먹였고 한두 시간 정도 강의할 때에는 친정어머니나 윤서가 잘 따르는 이모가 아기를 돌봐 주었다. 번거롭기는 했지만 젖을 뗄 수 없고, 강의도 그만둘 조건이 아니어서 어디든 아기를 업고 다녔다. 그러나 상근하게 되면서 젖을 먹이기 위해 새로운 결심을 해야 했다. 주변에서 아기를 맡길 아주머니를 구하고 윤서에게 조심스럽게 죽을 먹이기 시작했다. 평소 밥에 관심을 많이 보이던 윤서는 죽을 쑤어 주자 잘 먹었다. 아침에 일어나 젖을 충분히 먹인 뒤 점심에는 죽을 쑤어 먹였다. 그리고 저녁에 젖을 먹이는 식으로 일주일 정도 시간을 두고 아기를 훈련했다.

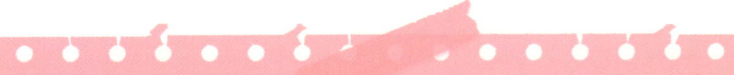

몸무게가 늘지 않을 때에는 오곡(흰쌀)미음을 먹여주세요

젖을 먹는 아기들은 살이 찌지 않는 대신 야물다. 아기가 잘 놀고, 잘 먹고, 활기차며 변도 좋으면 크게 걱정할 필요는 없다. 그러나 몸무게를 한 달에 한 번 정도는 꼭 점검한다. 특별한 이유 없이 몸무게가 한 달 이상 늘지 않으면 대책을 세우도록 한다.
오곡미음이나 아기 식성에 따라 흰쌀미음 등을 젖 먹이는 사이에 먹이면 아이들은 오래가지 않아 살이 붙는다.

상근하며 젖 먹이기

7개월부터 사무실에서 상근하게 되었다. 그때부터 윤서는 아침과 저녁에만 젖을 먹는 아기가 되었다. 7~8개월 사이, 낮에 한 차례 정도 사무실에서 젖을 짜 냉동실에 얼렸다. 얼린 젖은 집에 가지고 가 냉장실에서 해동하여 저녁 때 먹였는데 며칠 지나자 그렇게 할 필요가 없었다. 저녁이 되면 다시 젖이 차서 새젖을 먹일 수 있었기 때문이다.

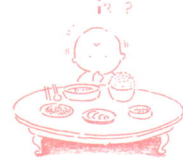

사무실에는 마땅히 젖을 짤 공간이 없었다. 화장실에서 젖을 짜내면서 상근하게 된 걸 후회하기도 했다. '모성보호'라는 말을 자주 입에 올리면서도 오히려 거추장스럽게 여기는 사무실 분위기 때문에 혼자 울기도 많이 울었다. 때문에 함께 일하는 사무실 활동가가 임신했을 때 최대한 배려할 수 있도록 규칙을 만들었는데, 나의 아픈 경험을 후배들에게 되물려주고 싶지 않다는 생각이 컸다.

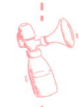

주위 환경은 모성보호를 배려하지 않았지만 엄마의 몸만은 아기를 위해 맞추어져 갔다. 처음 한 달 간은 아침저녁으로 젖을 먹이고 낮에는 젖을 한 번 짜주어야 했다. 윤서가 8개월이 되면서 아침에 젖을 충분히 먹이고 젖을 꼭 싸매고 나가서 저녁에 집에 돌아올 때, 다시 말해 아기가 젖을 먹을 때쯤 젖이 불어 있었다. 한 달여의 기간에 엄마와 아기의 젖 먹이는 사이클이 맞추어진 것이다. 신기하기도 하고 고맙기도 했다. 8개월 이후부터는 낮에 젖을 짜지 않아도 되어 화장실에서 젖을 짜며 혼자 울 일도 사라졌다.

죽을 잘 받아먹는 아기

아침이면 멸치에 다시마, 새우, 버섯을 넣어 우린 물에 여러 가지 채소를 갈아 넣어 죽을 끓여 놓고 출근했다. 그러면 낮에 친정아버지가 죽을 데워 아이 맡긴 곳에 운반해 주셨다. 다시마 등을 넣어 우린 물로 죽을 끓이면 굳이 간을 할 필요 없이 간간하여 맛이 좋았다.

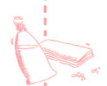

일주일 단위로 새로운 것을 추가했다. 윤서가 8개월에 들어서면서 죽에 계란을 풀어 넣었다. 9~10개월 지나면서 죽 농도를 짙게 했다. 윤서가 만 10개월 되었을 때는 지룩한 밥을 먹일 수 있었다. 이때부터 흰쌀에 곡식을 하나씩 추가해 밥을 지었다. 조를 불려 넣기도 하고, 수수를 불린 다음 믹서에 살짝 갈아 밥을 지었다. 윤서는 잡곡밥에 참기름과 간장을 비벼 주면 잘 받아먹었고 변도 아주 좋았다. 젖은 계속 먹이고 있었고 12개월 들어서면서 국산콩 두유를 조금씩 먹였다. 돌을 전후해서는 김치와 채소를 곱게 썰어 주면 잘 먹었다.

윤서는 시중에서 파는 이유식은 조금도 먹지 않았다. 그냥 죽과 채소, 된장국을 비롯한 여러 가지 국, 소화하기 쉽게 조리한 반찬들을 먹었다. 어른들이 먹는 음식을 소화하기 쉽게 조리해 먹이는 정도였고 특별한 이유식을 해 먹인 적이 없다.

이유식에 대해서는 이 책의 뒤쪽 부록에 정리해 두었다.

만 13개월부터 42개월까지

돌이 지나면서 아기는 밥과 어른이 먹는 반찬들을 잘 먹었다. 아기를 가졌을 때 엄마가 채소를 많이 먹은 덕분인지 채소며 나물을 아주 좋아했다. 홍당무를 잘 씻어 잘게 썰어 놓으면 오며 가며 집어먹었다. 돌이 지나면서 윤서는 심심풀이처럼 젖을 찾고 빨았다. 아침에 젖을 먹고 엄마와 헤어졌다가 저녁에 만나면 젖부터 찾았다.

돌이 지나면 젖의 영양가는 떨어지고 양도 충분하지 않다. 따라서 젖에만 영양을 의존해서는 안 된다. 간혹 돌이 지나서도 젖만 빠는 아이들을 보게 되는데, 만 6개월이 지나면 반드시 이유식에 들어가야 한다. 아기가 음식 맛을 알게 되면 젖보다는 음식을 더 좋아하게 된다. 세상에 얼마나 맛있는 음식이 많은지 이유식을 통해 잘 알려 주어야 한다.

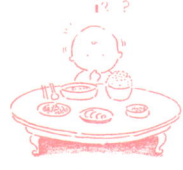

돌이 지나면 젖의 영양가가 떨어지고 아기에게 필요한 양 만큼 젖이 따라가지 못하므로 젖에만 영양을 의존해서는 안 된다. 간혹 돌 지나서도 젖만 빠는 아이들을 보게 되는데, 만6개월이 지나면서 반드시 이유식에 들어가야 한다. 아기가 음식 맛을 알게 되면 젖보다는 음식을 더 좋아하게 된다. 세상에 얼마나 맛있는 음식이 많은지 이유식을 통해 잘 알려 주어야 한다.

돌이 지나면서 윤서에게 젖은 '영양섭취'를 위해 필요한 것이 아니라 놀 잇감처럼 보였다. 엄마와 떨어져 있다가 만나면 가장 먼저 젖을 찾았다. 잠 들기 전에는 젖을 빨거나 젖꼭지를 만지작거리다가 잠이 들었다.

　　애초 유니세프가 권하는 젖 먹이는 기간이 2년이었으므로 2년만 먹일 생 각이었다. 윤서가 만 두 돌이 되었을 즈음 윤서에게 '이제 젖을 그만 먹을 시기가 되었다'고 이야기했다. 윤서는 매우 서글피 울면서 '만 세 돌까지만 젖을 먹으면 안 되겠느냐'며 애원했다. 그때 옆에 있던 아들이 끼어들었다. 용혁이는 '엄마 젖은 본래 자연스럽게 떼는 거예요. 젖이 안 나올 때까지 먹이세요. 왜 그래야 하는지는 엄마가 잘 아시죠?' 하며 위협적인 눈으로 엄마를 응시했다. 용혁이는 자신이 젖을 먹지 못해 어렸을 때 많이 아팠다 는 점, 젖을 오래 먹이지 않은 것은 전적으로 엄마 탓이라는 점, 동생만은

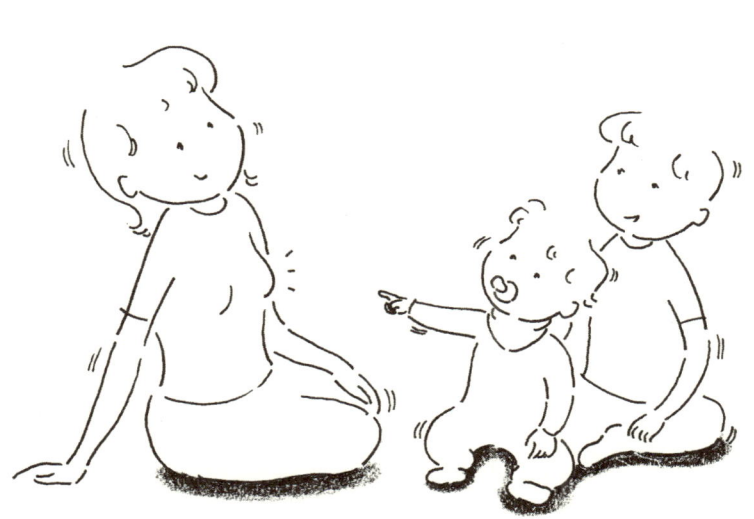

자기처럼 자라게 해서는 안 된다는 점 등을 조목조목 이야기하며 따졌다. 무엇보다 '젖은 자연스럽게 떼는 것'이라는 용혁이의 말 앞에서 나는 기가 죽고 말았다. 기가 죽은 엄마에게 용혁이는 '할머니는 엄마 여섯 살 때까지 젖을 먹었다면서요? 그래서 엄마가 건강하고 튼튼하다면서요….' 하며 마지막으로 일침을 놓았다.

결국 윤서와 용혁이와 합의하여 젖을 만 세 돌까지 먹이기로 결정했다. 윤서는 주로 밥을 먹고 빨고 싶을 때 젖을 빨았다. 그리고 윤서가 세 돌 되는 날 우리는 다시 회의를 했다. 윤서는 다섯 살 되는 새해 첫날 아침부터 젖을 끊겠다고 말했고, 용혁이도 여기에 동조하고 나섰다. 나도 동의할 수밖에 없어서 계속 젖을 먹였다.

다섯 살 되기 일주일 전쯤 우리는 다시 회의을 시작했다. 그즈음에는 이미 젖도 불지 않았다. 그냥 윤서가 빨면 젖이 나오는 정도였는데 윤서는 젖을 쪽쪽 빨며 엄마를 빤히 쳐다보더니 '일곱 밤 자고 나면 젖을 안 먹겠다'고 다짐했다. 그리고 다섯 살 되던 새해 첫날부터 윤서는 젖을 빨지 않았다. 젖을 빨지 않은 지 사흘째 되던 날 밤, 잠결에 엄마 가슴을 파헤치고 젖을 세 번 '쪽쪽쪽' 빨던 윤서는 스스로 화들짝 놀라 '어머나!' 하더니 저만치 떨어졌다. 그리곤 다시는 젖을 빨지 않았다. 대신 젖을 만지작거리면서 잠이 들곤 했는데 젖을 끊고 나자 오히려 내가 서운해서 잠이 잘 오지 않았다. 그러나 젖이 불어 고생하거나 아기가 젖을 떼지 못해 울고 보채는 일은 없었다.

자연스럽고 편안하게 젖을 먹이고 뗀 후 느낀 자긍심은 컸다. 그리고 윤서와 윤서 엄마가 42개월 동안 젖으로 얻은 '진한 모녀관계'는 무엇으로도 얻을 수 없는 귀한 선물이었다.

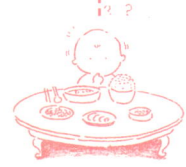

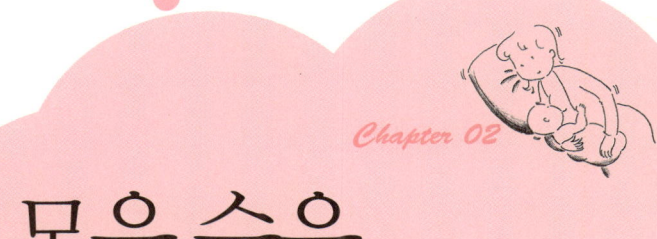

모유 수유
100문 100답

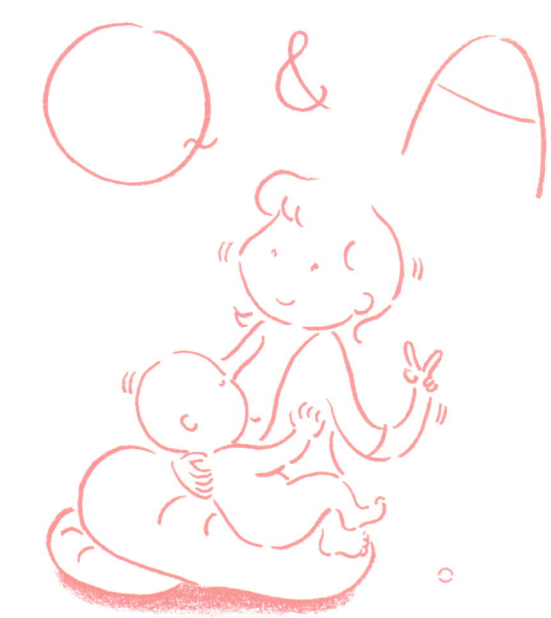

O & A

모유수유
100문 100답

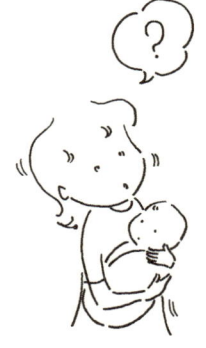
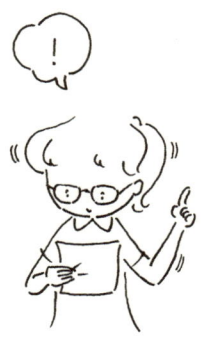

모유 수유는 자연스러운 일이지만 결코 쉬운 일은 아니다. 양도 문제지만 유선염 등 '완전 모유 수유'를 위해 넘어야 할 산이 많다. 2부는 수수팥떡 사이트에 올라온 질문들을 응답 형식으로 정리한 것이다. 모유 수유할 때 겪는 여러 어려움을 이겨내는 데 도움이 되길 바란다.

임신중

문 임신중 자궁수축이 될까 걱정되어 가슴 마사지를 안 하고 있는데요, 이러다 젖이 안 나오면 어쩌죠?

임신중 마사지는 젖이 딱딱하게 뭉치는 것을 막는 정도로 하면 됩니다. 무리한 마사지는 조산 등의 우려가 있으니 조심해야 합니다. 온습포를 해주는 정도면 됩니다. 임신 초기에 마사지를 못했다고 젖이 안 나오는 일은 없으니 염려하지 마세요.

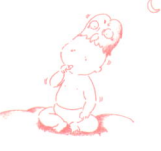

문 임신 27주째입니다. 배가 자꾸 뭉치는데요, 가슴 마사지를 하지 말아야 하나요?

배가 뭉치는 원인은 여러 가지입니다. 엄마가 피곤하거나 힘들 때, 긴장을 자주 하게 되면 아이도 배 안에서 힘들어하는 것 같습니다. 이럴 땐 하던 동작을 멈추고 쉬어야 합니다. 만일 가슴 마사지만 하는데도 아이가 뭉치는 경우라면 마사지를 무리하게 하는 것이 아닌가 싶습니다. 임신중에는 가슴이 뭉치거나 아플 때 풀어 주는 정도로 간단한 온찜질만 하시면 됩니다.

> 배가 뭉치는 원인은 여러 가지입니다. 엄마가 피곤하거나 힘들 때, 긴장을 자주 하게 되면 아이도 배 안에서 힘들어하는 것 같습니다. 이럴 땐 하던 동작을 멈추고 쉬어야 합니다.

문 출산을 한 달 앞두고 있는데 젖이 불지 않습니다.

젖은 보통 출산 후 3~7일 사이에 본격적으로 돌고, 젖이 돌면서 불기 시작합니다. 출산 한 달 전에 젖이 불지 않는다고 걱정할 필요는 없습니다.

문 가슴이 아주 작은 편인데 젖을 먹일 수 있을까요?

가슴 크기와 젖의 양은 아무 상관이 없습니다. 엄마가 몸 관리를 잘하면 가슴 크기에 상관 없이 젖이 잘 나온답니다.

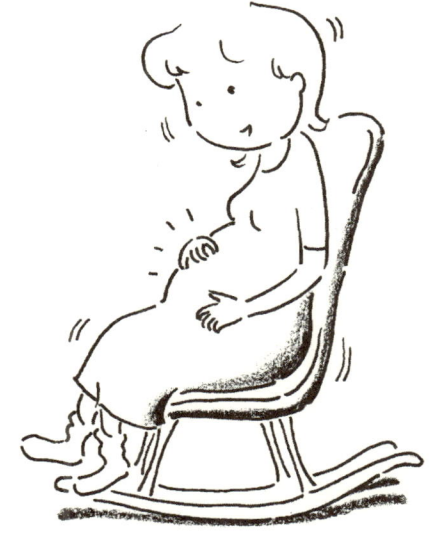

풍욕과 냉온욕시 가슴 마사지를 꾸준히 하고 있는 임산부입니다. 조금 춥거나 몸이 안 좋다 싶으면 가슴이 조금씩 조여 오면서 통증을 느끼다가, 따뜻한 곳에 가면 싸악 풀어지는 것 같은데요. 왜 그럴까요?

추운 곳에 몸이 노출되면 체액은 산성으로 기울려는 경향이 강해지고 동물성신경계가 긴장한다고 합니다. 이런 신경계의 긴장 때문에 통증을 심하게 느끼는 것입니다. 이럴 때 몸을 따뜻하게 하고 젖에 온습포 등을 해주면 긴장이 풀어지면서 근육과 신경이 이완되어 완화됩니다.

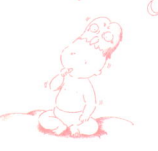 임신중에 가슴 마사지를 하면서 유두도 마사지 해야 하나요?

유두는 청결한 상태를 유지해 주는 것으로 충분합니다. 함몰유두 등의 문제가 있을 때는 따로 교정을 하시면 됩니다.

 가슴 마사지를 하면 젖꼭지에서 하얀 액체가 나옵니다.

임신 말기에는 유선이 매우 발달하여 젖꼭지에서 젖이 나오기도 합니다. 본격적으로 도는 정도는 아니고 짜면 한두 방울 나오는데, 이는 자연스러운 현상입니다.

 임신중에 식혜를 먹으면 안 된다던데, 왜 그런가요?

엿기름은 음식물을 삭히는 성격이 강해서 예로부터 곡식을 삭혀 식혜를 만들었습니다. 엿기름 속의 아밀라아제와 맥아효소의 작용으로 밥알이 삭게 된다고 합니다. 그러니까 엿기름이 든 식혜를 많이 먹으면, 젖의 양이나 젖이 도는 속도 등에 영향을 줄 수 있을 것 같습니다. 예전에 우리 어머니들은 젖을 뗄 때 엿기름을 삭혀 드셨답니다.

이런 여러가지 이유로 임신중이나 모유 수유중에는 가급적 드시지 않는 게 좋겠습니다. 체질상의 문제가 없다면 어쩌다가 한 번 먹는 것은 걱정하지 않으셔도 됩니다.

문 임신중일 때부터 미역국과 물을 많이 먹으면 젖의 양이 느는 데 도움이 되나요?

임신중에 영양을 적절하게 섭취하는 등 엄마가 몸 관리를 잘하게 되면 젖이 잘 돌고 젖의 양도 늘지 않을까 생각합니다. 미역국은 철분과 칼슘이 풍부하여 엄마 몸을 튼튼하게 해주므로 도움이 되리라 생각합니다.

문 모유가 나올 때까지 아기를 단식시키고 싶다고 했더니, 병원에서 성인과 아기는 다르다고 합니다. 또한 아기는 단식했을 때 체내에 저장된 영양분 부족으로 뇌에 큰 문제가 생길 수 있다고 합니다. 어떻게 해야 할까요?

아기가 태어난다고 해서 바로 젖이 도는 것은 아닙니다. 젖이 본격적으로 돌려면 사흘이 걸립니다. 보통 아이는 일주일 정도 버틸 수 있는 에너지를 저장하고 태어난다고 합니다. 재작년에 한국을 방문하여 붐을 일으킨 프랑스의 의학자 오당 박사도 '아이는 일주일 정도의 예비영양을 가지고 태어난다'고 주장했습니다. 젖을 물리고, 젖이 본격적으로 돌기 전까지 탈수를 막기 위해 물을 아주 조금씩 먹이면 됩니다.

유독 배고픔을 많이 느끼는 아이에게는 전해질액이나 포도당액을 조금씩 먹이거나 약하게 탄 꿀물, 연하게 푼 오곡조청, 물 등을 극소량 먹이면 됩니다. 아기가 태어나자마자 분유를 통해 영양을 섭취하려는 생각도 문제가 아닐까 생각합니다.

문 『황금빛 똥을 누는 아기』에서는 아기가 태어난 후 물 이외에 아무것도 먹이지 말라고 하였는데, 다른 책에서는 태어나자마자 한 시간 이내 젖을 물려야 한다고 합니다. 젖이 돌 때까지 젖을 물리지 않고 기다려야 하나요?

아기가 태어나자마자 바로 젖을 입에 물려야 합니다. 그래야 아기가 젖에 익숙해지게 됩니다. 젖이 나오지 않더라도 자주자주 빨려야 젖도 빨리 돕니다. 젖이 돌기 시작하면 젖이 딱딱하게 뭉치지 않도록 온습포와 마사지에 신경써 젖몸살을 예방합니다. 젖이 돌아야 젖몸살이 풀리므로 큰아이나 남편에게 젖을 빨라 달라고 부탁하는 것도 좋습니다.

문 출산 후 여덟 시간이 지난 뒤에 젖을 물려야 하나요?

바로 위 질문과 비슷한 질문입니다. 젖꼭지는 아기가 태어나자마자 바로 아기 입에 물려야 합니다. 이는 영양을 공급하기보다는 젖꼭지에 익숙해지게 하기 위함입니다. 갓태어난 아기는 세상에 적응할 시간이 필요하므로, 바로 젖을 빠는 아기는 드물다고 합니다. 아기 몸 역시 먹을거리를 받아들

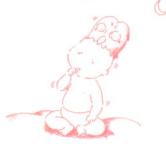

이기 위한 준비 시간이 필요합니다. 때문에 태어나 8~12시간은 영양을 공급하지 않고 지켜보아야 한다고 합니다.

문 분만 직후 모유가 나올 때까지 보리차를 먹이라고 되어 있는데, 젖병으로 먹이나요? 젖병으로 먹이게 되면 아기가 젖병에 익숙해져서 엄마 젖을 안 문다고 하던데요.

아기가 먹는 보리차의 양은 매우 적습니다. 티스푼으로 아주 조금씩 흘려 넣어 주면 됩니다. 입술을 적시는 정도로 시작하여 한 방울씩 늘려 주면 됩니다. 주사기를 이용해 아주 조금씩 입에 넣어 주어도 좋습니다.

특별히 배고파하는 아기는 포도당액이나 전해질액을 먹여도 됩니다. 열이 많지 않은 체질의 아기는 꿀을 넉넉할 정도로 조금 물에 타서 먹여도 무방합니다. 아기가 젖 먹기에 익숙해지면 먹는 양이 늘어나므로 분유병에 물을 넣어 먹이면 됩니다.

문 모유가 나오기 전에 꼭 보리차만 먹여야 하나요? 집에서 직접 볶은 옥수수차는 안 되는지요?

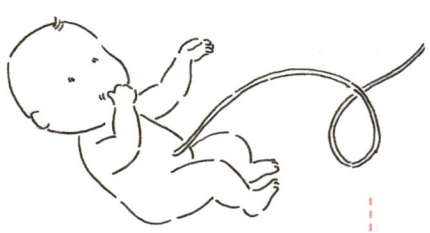

옥수수차나 감잎차, 둥글레차 등을 옅게 우려 먹여도 됩니다. 엄마가 임신중 생수를 드셨다면 아기에게 생수를 먹여도 됩니다.

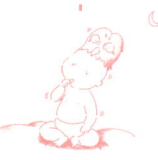 출산 후 아직 젖이 안 도는데, 아기가 한 시간 간격으로 깨서 웁니다. 어떻게 하죠?

아기가 우는 이유는 여러 가지랍니다. 아기가 태변을 본 뒤 배고파서 운다면 전해질액이나 포도당액을 먹이면 됩니다. 체질에 따라 보리차에 꿀을 약간 타서 먹이거나 오곡조청을 아주 연하게 타 먹여도 됩니다. 그러면서 젖을 자주 빨게 하여 젖이 빨리 돌도록 노력해야 합니다.

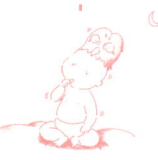 초유는 며칠이나 나오나요?

대략 출산 후 3일 정도 초유가 나온다고 합니다. 그러나 '3일까지 나오는 젖이 초유고 4일째부터는 초유가 아니다'라고 잘라 말하기는 힘듭니다.

보통 초유는 양이 매우 적고 투명한 색을 냅니다. 투명한 초유는 반투명한 색으로 변하고 젖의 양이 많아지면서 점점 뽀얀 젖으로 바뀌어 갑니다. 초유는 처음 10% 정도 단백질을 함유하고 있으며 칼로리가 매우 높습니다. 뿐만 아니라 면역물질이 다량 함유되어 아기 몸의 저항력을 높여 줍니다. 출산 후 8일 정도가 지나면 젖의 양이 많아지면서 단백질의 양은 2% 정도로 떨어지고 열량도 초유에 비해 낮아진다고 합니다. 그러나 모유는 영양도 풍부하고 면역물질도 충분히 함유하고 있습니다. 단위 g당 단백질 수치가 낮아지고 면역물질의 양이 주는 것은 젖의 양이 많아지면서 나누어진 결과가 아닐까 생각해 봅니다.

전통적 의식이 강한 나라에서는 엄마가 출산으로 흥분된 상태에서 만들어진 초유가 설사를 일으킨다며 짜버릴 것을 권했습니다. 하지만 최근 연구

전통적 의식이 강한 나라에서는 엄마가 출산으로 흥분된 상태에서 만들어진 초유가 설사를 일으킨다며 짜버릴 것을 권했습니다. 하지만 최근 연구에 따르면 초유를 먹여야 아기 몸이 튼튼해지고 면역성이 높아진다는 사실이 밝혀졌습니다. 초유는 반드시 먹이는 게 좋습니다.

결과에 따르면 초유를 먹여야 아기 몸이 튼튼해지고 면역성이 높아집니다. 초유는 반드시 먹이는 게 좋습니다.

 출산한 지 4일이 지났는데 젖이 몇 방울 정도밖에 나오지 않아요.

이런 경우일수록 젖을 자주 빨리는 게 중요합니다. 젖이 단단해지면서 잘 안 도는 경우, 온습포를 하면서 젖 마사지를 충분히 해 주십시오. 초기에 강한 힘으로 젖을 빨아 주는 것이 중요하므로 큰 아이와 남편의 도움을 받는 것이 좋습니다.

 생후 5일 된 아기에게 오곡조청이나 산야초효소를 먹여도 될까요?

젖이 충분한데 따로 오곡조청이나 산야초효소를 먹일 필요는 없습니다. 젖이 충분하다면 열량을 고려하여 엄마가 오곡조청이나 산야초효소를 타드시면 됩니다. 혹시 젖이 부족하다면 젖 먹이는 중간중간 오곡조청이나 산야초효소를 물에 옅게 희석하여 먹이면 됩니다.

오곡조청은 20배의 물에, 산야초효소는 15배 이상의 물에 희석합니다. 그러나 젖이 부족할 때에는 오곡조청이나 산야초효소보다는 흰쌀미음을 중간중간 먹이거나, 수유전에 흰쌀미음을 먹이고 젖을 먹이는 게 더 좋다고 생각합니다.

젖이 부족하다면 젖 먹이는 중간중간 오곡조청이나 산야초효소를 물에 옅게 희석하여 먹이면 됩니다. 오곡조청은 20배의 물에, 산야초효소는 15배 이상의 물에 희석해 먹이면 됩니다. 그러나 젖이 부족할 때에는 오곡조청이나 산야초효소보다는 흰쌀미음을 중간중간 먹이거나, 수유전에 흰쌀미음을 먹이고 젖을 먹이는 게 더 좋다고 생각합니다.

제왕절개 후 모유 수유

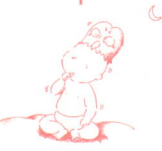

문 제왕절개를 해도 모유를 먹일 수 있나요? 첫 애 때는 항생제 때문에 못 먹였거든요.

제왕절개를 하더라도 임신중은 물론이고, 출산 후 몸 관리를 잘하면 모유 수유를 할 수 있습니다. 엄마의 몸이 튼튼하면 항생제를 강하게 쓰지 않아도 빨리 회복되므로 모유 수유가 가능합니다. 평소 몸 관리를 잘하고 수술 전에 담당 의사에게 모유 수유 의사를 분명히 밝혀, 충분히 상의하시는 게 좋겠습니다.

문 현재 모유 수유를 하고 있는데 제왕절개 후 항생제 때문에 초유를 못 먹여 죄책감이 큽니다. 초유를 먹이지 않은 상태에서 젖을 먹이는 게 무슨 의미가 있을까라는 생각이 드는데요.

설사 초유를 먹이지 못했더라도 모유 수유는 영양상, 정서상, 건강상 아이에게 큰 도움이 됩니다. 특히 제왕절개 수술을 한 뒤라도 초유를 먹일 수 있도록 담당 의사와 의논하여 항생제의 종류나 양을 조절합니다.

수수팥떡 회원 중에는 제왕절개 후 하루 이틀 정도 미역국만 충분히 먹는 절식 등을 통해 항생제나 지혈제 사용량을 최소화하여 초유 먹이기에 성공한 분들도 있으니 참고하시기 바랍니다.

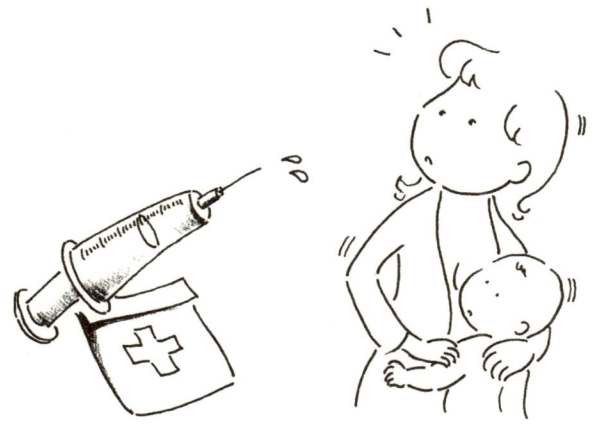

제왕절개 분만을 하면 항생제나 지혈제 등으로 모유가 잘 안 나올 수도 있다고 하던데요.

자연분만을 하더라도 출산 후 지혈제나 항생제를 복용하면, 젖이 도는 시간이 길어지거나 초기 모유 수유의 양에 영향을 미친다고 합니다. 때문에 가능하면 자연분만 할 수 있도록 임신중 몸 관리에 신경을 써야 합니다. 불가피하게 제왕절개를 하게 되더라도 담당 의사에게 모유 수유 의사를 분명히 밝히고 산후 음식 관리, 몸 관리를 잘해야 합니다.

젖 먹이는 자세

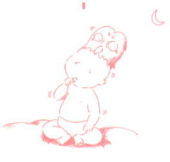 아기가 젖을 삼킬 때 공기가 들어가는 듯한 소리가 납니다. 자세가 잘못된 건가요?

아이 입에 젖꼭지가 쏘옥 들어가도록 물리면 공기가 들어갈 우려가 적습니다. 그러나 젖을 먹다 보면 젖과 함께 공기가 조금씩 들어가게 되므로 젖을 먹이고 나면 반드시 트림을 시켜야 합니다.

누워서 젖을 먹이면 아기가 중이염에 걸릴 수 있다고 하던데요.

짧은 시간 누워서 젖을 먹인 뒤, 트림을 시키는 정도로는 중이염의 위험은 크지 않다고 합니다. 그러나 밤에 잘 때 내내 젖을 물고 있으면 중이염, 충치 등의 위험에 노출됩니다. 이비인후가 연결되어 있어 고여 있던 젖이 코 쪽으로 넘어 갈 수 있기 때문입니다. 그리고 장시간 누워서 젖을 먹이는 것은 중이염뿐만 아니라 충치 예방 측면에서도 좋지 않습니다.

누워서 젖을 먹이고 있는데, 밤에 깊은 잠을 자는 것 같지 않습니다. 또 조금 먹다가 잠이 들어 수유 간격이 잘 안 맞춰져요.

젖 먹이는 습관은 전적으로 엄마가 들이는 것입니다. 권장할 만한 수유 자세는 엄마가 앉아서 아기를 편안하게 안고 먹이는 것입니다. 물론 모유

밤에 잘 때 내내 젖을 물고 있으면 중이염, 충치 등의 위험에 노출됩니다. 이비인후가 연결되어 있어 고여 있던 젖이 코 쪽으로 넘어 갈 수 있기 때문입니다. 그리고 장시간 누워서 젖을 먹이는 것은 중이염뿐만 아니라 충치 예방 측면에서도 좋지 않습니다.

양에 따라 차이는 있지만, 아기는 보통 젖을 빨기 시작한 지 10분 정도 지나면 필요한 양의 80% 이상을 섭취한다고 합니다. 나머지는 부족한 부분을 보충해 주고 포만감을 느끼는 시간이라고 합니다. 그래도 30분 정도 젖을 빨고 나면 아기를 다독이며 젖꼭지를 빼야 합니다.

신생아 때부터 젖꼭지를 뺀 뒤 트림을 시키고 편안하게 혼자 누워서 노는 습관을 들이면 엄마와 아기 모두 편안하게 모유 수유를 지속할 수 있습니다. 무엇이든 첫습관이 중요하므로 신생아기에게 모유 먹는 습관을 잘 들여야 합니다.

 모유 수유 하는 동안 임신했을 때와 똑같이 먹을거리에 신경써야 하나요?

보통 엄마가 먹은 음식의 영양은 여섯 시간 뒤, 젖으로 들어간다고 합니다. 좋은 영양소만 모유에 들어간다고 말하는 사람도 있는데, 이는 사실과 다르다고 합니다. 물론 모체는 좋은 영양분만을 젖으로 보내려 하겠지만 기본적으로 엄마가 깔끔한 음식을 섭취해야 젖도 깔끔해진다고 합니다.

젖의 질은 엄마가 먹은 음식에 따라 달라집니다. 그러므로 임신했을 때와 마찬가지로 식품의 안정성과 영양 등을 종합적으로 고려해 식탁을 차려야 합니다. 엄마가 잡곡밥에 채소, 된장국을 중심으로 생선을 곁들여 먹으면 약간 푸른빛이 도는 젖이 나옵니다. 이런 젖은 맛이 상큼해 아기가 잘 먹습니다. 엄마 젖의 질이 좋으면 아기 역시 소화를 잘 시켜 아프지 않고 잘 자라게 됩니다. 반면 엄마가 고기와 가공식품을 많이 먹으면 젖은 누런 빛깔과 함께 약한 비린내가 납니다. 평소 채식하던 엄마가 갑자기 고기를 많이 먹게 되면 젖의 질이 달라져 아기가 젖을 잘 안 먹고 보채기도 합니다.

보통 엄마가 먹은 음식의 영양은 여섯 시간 뒤, 젖으로 들어간다고 합니다.
임신했을 때와 마찬가지로 식품의 안정성과 영양 등을 종합적으로 고려해 식탁을 차려야 합니다.

물론 고기는 절대로 안 된다거나, 가공식품을 한두 번 먹는 것이 문제가 될 것은 없습니다. 고기가 먹고 싶을 때 한두 번 먹는 것은 좋으나, 평소 고기와 가공식품 중심의 식사를 하는 것은 좋지 않다고 생각합니다.

모유 수유 중인데요, 생선회를 먹어도 되나요?

봄·여름철에는 가능하면 피하시는 게 좋습니다. 선선해지고 나면 조금은 드셔도 되지 않을까 합니다. 생선회를 먹고 난 뒤 매실엑기스 농축액을 희석해 먹으면 소화와 해독에 도움이 됩니다.

모유 수유 중인데 라면이나 과자류를 먹어도 되나요?

인스턴트 가공식품은 가능하면 드시지 않는 게 좋습니다. 그러나 참을 수 없을 땐 우리밀로 만든 라면이나 과자를 소량 드셔도 됩니다. 모유 수유 중에는 가능하면 수입밀로 만든 제품은 드시지 않는 게 좋습니다.

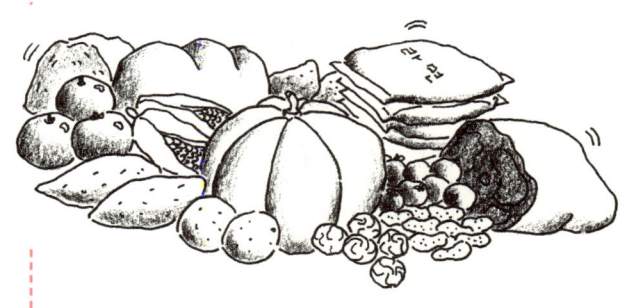

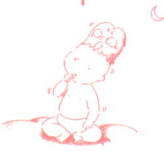

문 모유 수유를 하다 보니 뭔가 자꾸 먹고 싶어집니다. 과자나 빵은 별로인 것 같은데, 좋은 간식거리 있으면 추천해 주세요.

우리쌀로 만든 떡이나 우리밀을 이용해 만든 부침개와 전, 우리 과일을 간식으로 드시면 좋을 것 같습니다. 감자나 고구마, 옥수수, 단호박 찐 것도 맛이 좋은 간식거리입니다. 잣, 호두, 땅콩도 영양가가 풍부한 간식입니다. '몸에 좋은 간식' 하면 까다롭게 생각하기 쉬운데, 예전에 우리 어머니들이 만들어 주시던 간식은 대부분 몸에 좋은 것들이었답니다.

문 산모가 미역국 대신 먹을 수 있는 국에는 어떤 것이 있나요?

이웃나라 일본에서는 아이를 낳고 나면 흰죽을 먹는다고 합니다. 우리나라는 미역국을 먹는데 몇 달 동안 먹다보면 싫증날 때도 있습니다. 미역국을 먹는 사이 된장국, 콩나물국, 버섯찌개, 무국에 준하는 국을 드셔도 됩니다. 일주일에 몇 번은 죽을 드셔도 좋습니다. 미역은 자궁 수축을 돕고 피를 맑게 하며 지혈작용도 합니다.

미역에 많이 들어 있는 요오드 성분은 인체의 신진대사를 활발하게 만들며, 유즙 분비를 도와줍니다. 또한 미역은 칼슘과 철분, 비타민 등이 풍부한 반면, 열량이 낮으므로 출산 후 비만 예방에도 좋습니다. 그러므로 산후조리는 물론 모유 수유 할 때도 미역국을 충분히 먹어야 합니다.

미역은 자궁 수축을 돕고 피를 맑게 하며 지혈작용도 합니다. 미역에 많이 들어 있는 요오드 성분은 인체의 신진대사를 활발하게 만들며, 유즙 분비를 도와줍니다. 또한 미역은 칼슘과 철분, 비타민 등이 풍부한 반면, 열량이 낮으므로 출산 후 비만 예방에도 좋습니다. 그러므로 산후조리는 물론 모유 수유 할 때도 미역국을 충분히 먹어야 합니다.

평소 현미밥에 콩을 넣어 먹었는데요, 산후조리 중에는 꼭 흰밥을 먹어야 하나요?

아이를 낳고 나면 엄마 몸은 다시 태어나게 됩니다. 뼈 마디마디가 다 늘어난다고 하지요. 때문에 세심한 몸 관리가 필요한데, 특히 산후에는 치아 관리가 중요합니다. 출산 후 흰밥을 먹는 이유는 소화가 잘 되고 치아에 강한 자극을 주지 않기 때문입니다. 그러나 평소 현미밥을 드셨다면 지룩하게 지은 현미콩밥을 드시는 것도 무방하다고 생각합니다.

젖의 양을 늘리는 데 돼지 족을 고아 먹으면 좋다고 하던데요.

엄마가 튼튼하고 건강하면 유선도 잘 발달하고 모유도 많아집니다. 엄마 몸이 부실하면 무엇을 먹어도 젖이 잘 나오기 어렵습니다. 보통 제왕절개한 임산부의 경우 자연분만한 임산부에 비해 젖 먹이기가 쉽지 않습니다.

결국 족발도 영양 보충 문제가 아닌가 생각합니다. 족발은 콜라겐, 엘라스틴 등의 단백질 등이 풍부하게 들어 있는 고영양 식품입니다. 족발은 우리나라 뿐만 아니라 여러 나라에서 모유 분비를 촉진하기 위해 먹는 특별한 영양식입니다.

모유의 양은 엄마의 건강 상태, 정서적 안정도, 수면 정도와 평소 식습관에 따라 좌우됩니다. 출산 후 안정된 환경에서 미역국밥을 충분히 섭취하면서 그 위에 돼지 족발을 고아 먹으면 젖의 양은 확실히 늘어납니다.

족발은 콜라겐, 엘라스틴 등의 단백질등이 풍부하게 들어 있는 고영양식품입니다. 족발은 우리나라 뿐만 아니라 여러 나라에서 모유 분비를 촉진하기 위해 먹는 특별한 영양식입니다.
모유의 양은 엄마의 건강 상태, 정서적 안정도, 수면 정도와 평소 식습관에 따라 좌우됩니다. 출산 후 안정된 환경에서 미역국 밥을 충분히 섭취하면서 그 위에 돼지 족발을 고아 먹으면 젖의 양은 확실히 늘어납니다.

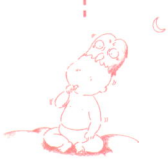

문 출산 후에 산야초효소를 마셔도 될까요?

특별히 발효식품에 알레르기 반응을 보이는 경우가 아니라면 문제될 것이 없습니다. 음료수 대용으로 드시면 피로회복과 면역성 강화에 도움이 됩니다. 하루 30~60g을 물 10배에 희석하여 드시면 됩니다.

문 젖 먹일 때 팔로 머리를 받치고 있어서인지 손목과 손가락 마디가 아픕니다. 모유 수유 중인데 칼슘제를 먹어도 될까요?

칼슘제는 전문가와 상의하여 적당한 것을 선택합니다. 평소 물과 미역국을 충분히 먹고 있다면 칼슘 섭취도 충분하게 하고 있다고 생각됩니다. 깻잎 등의 채소에는 생각보다 훨씬 많은 양의 칼슘이 들어 있으므로 녹즙을 드시면 칼슘 섭취에 도움이 됩니다.

수유 후 누워 있을 때 손을 들어 올려 모관운동을 해주면 손목과 손가락 마디 회복에 도움이 됩니다. 겨자찜질이나 겨자탕도 통증을 완화하는 데 도움을 줍니다.

문 출산한 지 두 달 되었습니다. 아기에게 젖을 먹이고 있는데 화장품을 발라도 될까요?

아기가 신생아일 때에는 화장품보다 아기가 먹다 남긴 젖을 짜서 발라 주면 피부도 좋아집니다. 신생아기가 지나면 천연화장품을 조금씩 쓰시면 될 것 같습니다. 불가피한 경우가 아니면 색조화장은 피하시는 게 좋습니다.

모유 수유 중인데요. 생강차를 마셔도 될까요? 변비가 심해져서 감잎차는 마시지 못하고 있습니다. 계피가 들어가는 수정과는 어떤가요?

생강은 식욕을 돋우고 소화기능을 촉진하며, 강력한 살균작용으로 세균에 대한 저항력을 높여 줍니다. 그 외에 체내 수분 조절, 체온 조절 기능 등 여러 가지 효능을 냅니다. 특히 몸을 따뜻하게 하므로 부인과 계통의 질병에도 효과가 있습니다. 산후 혈액순환을 촉진시키고 산후 복통을 완화하는 데 생강을 쓰기도 합니다.

최근의 연구 결과에 따르면 생강 속에 들어 있는 진저롤(gingerol)은 아스피린과 놀라울 정도로 유사한 화학구조를 가지고 있다고 합니다. 진통효과가 있는 것입니다. 또한 콜레스테롤을 낮추어 혈액을 맑게 하며 암을 예방한다고 합니다.

최근의 연구 결과에 따르면 생강 속에 들어 있는 진저롤(gingerol)은 아스피린과 놀라울 정도로 유사한 화학구조를 가지고 있다고 합니다. 진통효과가 있는 것입니다. 심지어 생강은 콜레스테롤을 낮추어 혈액을 맑게 하며 암을 예방한다고 합니다. 수유부가 생강차를 마시는 것은 전혀 문제되지 않습니다. 그러나 하루 한 잔 정도가 적당하며, 많이 마시면 부작용이 있으니 유의해 주세요.

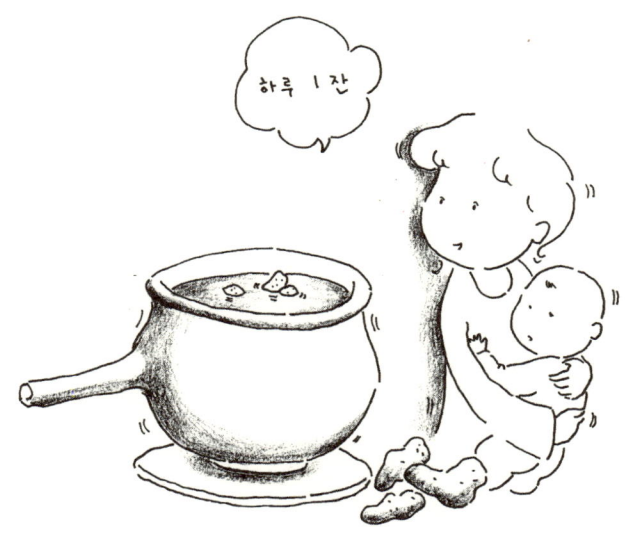

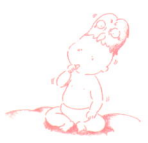

수유부가 생강차를 마시는 것은 전혀 문제되지 않습니다. 그러나 하루 한 잔 정도가 적당합니다. 많이 마시면 부작용이 있습니다. 계피는 혈액순환을 촉진시켜 주고 기를 보해 주는 성질의 무독성 식품이라고 합니다. 많은 양을 섭취하지 않으면 수유부에게 해가 되지 않습니다.

문 엄마의 영양상태가 모유에 많은 영향을 끼치나요?

한마디로 엄마가 건강해야 젖이 잘 나오고, 질도 좋아집니다. 엄마가 약하면 젖이 잘 나오지 않아 모유 수유에 실패하게 됩니다. 그래서 저희는 젊은 여성들의 무리한 다이어트나 과다한 노동은 삼가도록 권하고 있습니다.

임신했을 때와 마찬가지로 엄마의 몸은 젖을 생산하지 못하는 한계상황 직전까지도, 온몸의 에너지와 영양을 짜내어 젖을 생산하려 합니다.

간혹 몸이 약한 엄마가 젖이 나오는 경우, 점점 체중이 줄고 어지러움을 호소하는 것을 보게 됩니다. 이처럼 엄마가 건강하지 못하면 젖을 떼고 난 뒤 체력회복이 더딘 경우도 있습니다. 그러므로 엄마는 무엇보다 몸을 튼튼하게 가꾸어야 합니다. 그래야 젖도 잘 돌고, 질이 높아집니다.

문 모유 수유중입니다. 그런데 제가 게으른 탓에 있는 반찬으로 부실한 식사를 합니다. 차라리 분유를 먹이는 게 낫지 않을까요?

특히 일하는 엄마들에게서 이런 질문을 자주 받게 됩니다. 우선 '부실하다'는 말의 의미를 생각해볼 필요가 있습니다. 보통 우리는 단백질이나 지방질이 부족하다고 느낄 때 '부실하다'고 말합니다. 한마디로 고기나 계란,

우유를 많이 먹지 못할 때입니다. 설령 고기나 우유, 달걀을 많이 먹지 않더라도 미역국밥을 충분히 먹고 있고, 미역국을 끓일 때 멸치를 충분히 넣어 우려낸 물에 끓여먹고 있다면 '부실하다'는 생각은 지우셔도 됩니다.

일하면서 잘 차려 먹기 힘든 조건일지라도 가족의 건강을 위해 최소한의 시간을 할애 하려는 노력도 필요합니다. 우선 가족을 위해 식탁을 건강식단으로 바꾸고, 미역국이나 된장국 등에 오곡밥과 채소를 넉넉히 섭취합니다. 더불어 생선류를 곁들인 식사를 하도록 노력하는 게 좋을 것 같습니다.

젖이 나오는데도 이런저런 이유로 젖을 못 먹이고 있는 엄마들의 고민은, 젖이 나오지 않는 엄마들의 입장에서 보면 '행복한 고민'일 수도 있답니다. 일단 젖이 잘 나온다는 것은 축복입니다. 젖이 나온다면 가능한 젖을 먹이기 위해 다른 조건을 바꾸려는 노력이 필요합니다. 분유는 어디까지나 대체식품으로 엄마 젖이 나오지 않을 때 먹이는 것이라고 생각해야 합니다.

부실한 영양을 걱정하여 젖을 떼고 분유를 먹이려 한다면 그 전에 젖을 계속 먹이기 위한 방법을 찾으려는 노력을 해보시기 바랍니다.

문 산모는 생과일을 먹지 말아야 한다고 들었습니다. 굳이 먹으려면 삶아서 먹어야 한다던데요.

엄마 몸은 아기를 낳을 때 엉덩이뼈와 자궁, 질만 확대되는 것이 아니라, 온몸의 뼈와 세포가 이완됩니다. 소위 산욕기라고 하는 것은 이렇게 이완된 엄마의 몸이 예전대로 수축되면서 야물어지는 과정이랍니다. 몸이 약한 여성의 경우, '산후 조리를 잘하면 건강해진다'는 속설이 있습니다. 이완된 몸이 원위치로 돌아갈 때 몸관리를 잘하면 새로 태어난듯 건강해진다는 것

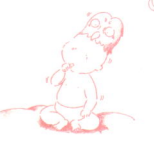

입니다. 이런 의미에서 어른들은 여자가 아기를 낳는 것을 '부활'의 기회라고 말씀하시기도 하셨답니다.

아기를 낳고 난 직후엔 치아가 크게 약해져 있으므로 딱딱한 것, 질긴 것, 찬 것, 지나치게 자극적인 것 등을 먹으면 이가 크게 상할 수 있습니다. 그러므로 산후 백일까지는 치아를 상하게 할 음식은 삼가는 게 좋답니다. 과일의 경우 부드러운 형태로 만들어서 먹으면 되고 수박, 복숭아 등 여름철 과일은 부드러우므로 차지 않게 하여 드시면 무리가 되지 않습니다. 사과는 딱딱하므로 즙을 내어 먹도록 하고 귤도 차지 않게 하여 속껍질을 벗겨 드시면 됩니다.

문 수유부가 호박즙을 먹어도 되나요? 체내에 수분이 너무 많이 빠져나가서 모유의 양이 줄어들까 봐 걱정입니다.

우리는 전통적으로 아이를 낳고 나면 호박을 중탕하여 먹었습니다. 호박은 비타민과 무기질이 풍부하며 신장을 튼튼하게 해주며, 이뇨작용을 도와줍니다. 보통 산후 한 달 정도 호박즙을 먹는데 과하지 않으면 젖의 양을 줄어드는 부작용은 나타나지 않습니다. 특히 미역국밥을 충분히 먹어 주면 걱정하실 필요 없습니다.

문 모유 수유 중인데 한약을 먹어도 되나요?

예전에는 산후에 빠른 회복을 꾀하는 한약을 먹기도 하였습니다. 자연건강법에서는 특별한 경우가 아니면 임산부나 수유부의 약제 섭취는 삼가하는 것이 좋다고 생각합니다. 다만 특별한 경우 전문의의 엄격한 진단 아래 양약이든 한약이든 제한적으로 드실 수 있으리라 생각합니다.

 홍삼 엑기스를 먹어도 되나요? 인삼이 젖을 말린다고 하던데요.

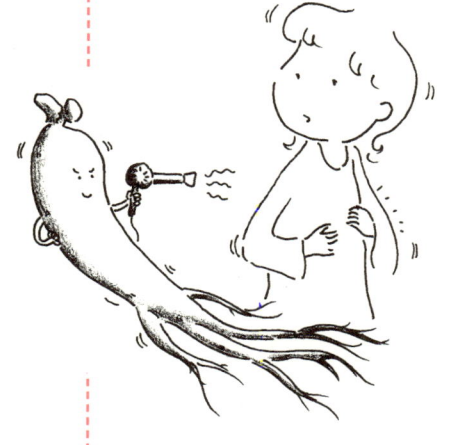

인삼은 예로부터 젖을 줄인다 하여 수유부에게는 금기식품으로 알려져 왔습니다. 홍삼의 경우 인삼의 여러 가지 부작용을 최소화한 것이라고 합니다. 흔하지는 않지만 인삼의 부작용에 민감한 체질을 가진 수유부가 홍삼을 먹고 젖의 양이 준 경우가 있습니다.

출산 후 여성들에게 홍삼 사포닌 성분을 투여한 후, 유즙 분비 호르몬(prolactin)의 변화를 조사한 연구가 있습니다. 유즙 분비 호르몬의 차이는 없었으나, 홍삼 사포닌 성분을 투여한 산모에게서 젖의 양이 다소 주는 듯한 결과가 나왔다고 합니다. 좀더 연구가 필요한 대목입니다.

여러가지 상황을 고려하여 저희는 임신중이나 수유중에는 꼭 필요한 경우를 제외하고 특별한 것은 가급적 섭취를 삼가도록 권하고 있습니다.

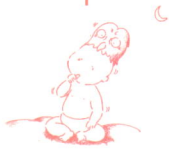 가끔 막걸리나 맥주를 마시면 혈액순환에도 좋고 모유도 잘 나온다고 하던데 사실인가요?

적정한 알코올은 혈액순환을 촉진시킨다는 설 때문에 이런 이야기가 나

온 것 같습니다. 물론 알코올은 혈액순환을 촉진시켜 줄 뿐만 아니라 세포를 일시적으로 이완시켜 주므로 잠깐 젖이 잘 흐르게 해줄 수도 있습니다. 그러나 알코올은 체질에 따라 아주 적은 양으로도 부작용을 일으킬 수 있습니다. 심장이 약한 사람이 갑자기 술을 마셨을 때 치명적인 결과를 가져 올 수 있듯이 말입니다. 어린이들에게 알코올은 뇌세포 발육에 부정적인 영향을 줄 수도 있다고 합니다. 굳이 막걸리나 맥주를 마시지 않아도 평소 수분 섭취를 충분히 하고, 미역국밥을 넉넉히 드시면 젖도 잘 나오고 질도 높아집니다.

문 하루에 한 잔 정도 커피를 마셔도 되나요?

임신중 혹은 수유중에는 자극적인 기호식품은 피하는 게 원칙입니다. 자극적인 기호식품 중 으뜸이 커피랍니다. 커피 속에는 중추신경을 자극하는 카페인 성분이 들어 있습니다. 카페인 해독 능력은 개인차가 있으므로, 어느 정도까지 안전하다고 단정짓기 어렵습니다. 엄마가 먹은 카페인의 약 0.2% 정도가 모유로 간다니 수치상으로는 크게 염려할 수준은 아닌 것 같습니다. 그러나 엄마나 아기의 체질에 따라 적은 양의 카페인에도 강하게 반응할 수 있습니다.

특히 평소 커피를 마시면 손이 떨리거나 가슴이 두근거리며 카페인에 민감한 반응을 보인 수유부는 삼가는 것이 좋습니다. 물론 커피에도 비타민C 등 우리 몸에 유익한 영양이 들어 있습니다. 그러나 커피의 카페인은 강한 중독성으로 중추신경에 직접적인 영향을 미친다고 합니다. 그러므로 가능하면 커피보다는 생수를 충분히 마시고 어쩔 수 없는 상황이라면 디카페인

카페인 해독 능력은 개인차가 있으므로, 어느 정도까지 안전하다고 단정짓기 어렵습니다. 그러나 커피의 카페인은 강한 중독성으로 중추신경에 직접적인 영향을 미친다고 합니다. 그러므로 가능하면 커피보다는 생수를 충분히 마시고 어쩔 수 없는 상황이라면 디카페인 커피를 적은 양 드시는 게 좋겠습니다.

커피를 적은 양 드시는 게 좋겠습니다.

커피는 과자나 빵을 먹고 싶다는 욕구를 증가시켜, 사실상 음식 조절을 힘들게 합니다. 아이를 위해 젖을 먹이는 동안 자극적인 기호식품은 절제하시는 게 좋습니다.

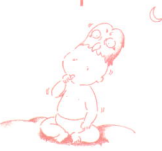 수유부가 아토피인데요, 어떤 음식을 조심해야 하나요?

아토피라면 기본적으로 무공해식품으로 영양을 섭취하는 게 중요합니다. 생활협동조합에서 보급하는 유기농 곡식과 채소로 주식으로, 역시 유기농 곡식과 우리밀가루를 주원료로 한 가공식품을 드시면 됩니다. 특별히 알레르기 반응을 강하게 일으키는 음식이 있다면 당연히 절제하셔야 합니다. 영양섭취를 위해서 국산콩 두유 등을 충분히 섭취하시는 것이 바람직합니다. 이토피안의 음식섭취에 대해서는 『해맑은 피부를 되찾은 아이』를 참고해 주시면 좋겠습니다.

아기 물 먹이기

병원에서 모유는 수분이 충분해서 아기에게 따로 보리차나 물을 먹이면 오히려 신장에 부담을 준다고 하는데요.

젖이 충분하고 아기가 젖을 잘 먹으면 억지로 물을 먹이지 않아도 됩니다. 그러나 어른도 밥을 먹고 나면 한두 시간 후 목이 마르듯, 아기도 목이 마를 수 있습니다. 따라서 아기가 입을 돌리며 운다고 무작정 다시 젖을 물리기보다는 소량의 물을 먹이는 것이 좋습니다. 신장에 부담이 갈 정도로 많은 양의 물은 아기가 먹질 않습니다. 그러니 티스푼으로 서너 수저 정도 먹이도록 하십시오.

문 아기에게 어떤 물을 먹여야 하나요?

신생아기에는 보리차를 식혀 먹이면 됩니다. 임신중에 엄마가 생수를 마셨다면 신생아기에게 생수를 먹여도 무방합니다. 다만 수인성 전염병이 도는 시기에는 물을 끓인 후 식혀 먹이거나, 매실 농축액을 묽게 타서 먹입니다.

문 보리차에 오곡조청이나 설탕을 약간 넣어서 먹여도 되나요?

설탕보다는 오곡조청을 묽게 타 먹이는 게 좋고, 열이 많은 체질이 아니라면 꿀을 극소량 넣어 먹여도 됩니다. 생후 3일 동안은 포도당액이나 전해질액을 먹이는 것도 좋습니다.
중요한 것은 달게 하지 않는 것입니다. 어른 입맛에 닉닉해서 달지 않아도 아기는 매우 달게 느낀답니다.

책에서는 젖이 돌 때까지 보리차만 먹이라고 했는데요. 병원에서는 아기에게 물을 먹이면 아직 덜 발달된 신장에 무리를 줄 수 있다고 합니다.

어떤 병원에서는 그렇게 말하지만 어떤 병원에서는 주사기에 전해질액이나 포도당액을 넣어 먹여 준답니다. 신장에 부담을 줄 정도로 많은 양의 물을 먹이는 게 아니라 탈수가 오지 않을 정도로 한두 방울에서 시작하여 1g 정도로 양을 늘려 가는 식으로 먹입니다. 젖도 85~90%가 수분인데, 필요한 양의 물을 최소한 먹이는 것으로 신장이 약화된다는 것은 다소 무리한 주장이 아닐까 합니다.

 아기가 물 먹는 걸 싫어해요. 어떻게 하죠?

젖이 충분하면 따로 물을 먹일 필요가 없습니다. 습도나 아이의 움직임

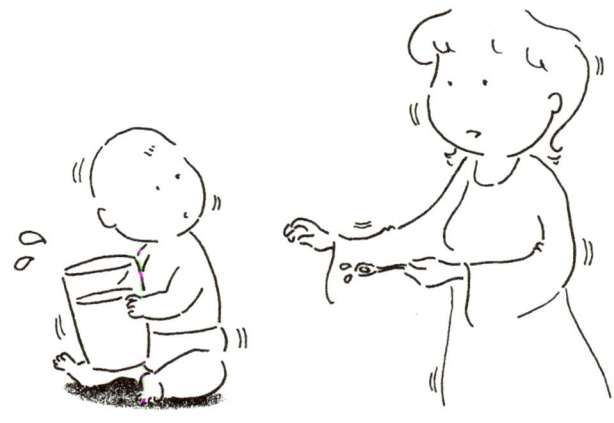

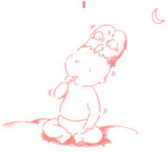

역시 물을 먹는 데 영향을 줍니다. 집안이 건조해 아기가 수분을 많이 소모하면 물을 잘 먹습니다. 풍욕 등을 시키고 난 뒤에도 마찬가지입니다. 요는 아기가 수분을 필요로 할 때 센스 있게 적정량의 수분을 공급해 주는 것입니다.

[문] 아기에게 책에서 본 대로 감잎차를 조금씩 먹이려고 하는데 잘 먹지 않습니다.

모유 수유 하는 경우 엄마가 감잎차나 채소를 넉넉히 드시면 젖 속에 비타민이 풍부하므로 무리하게 감잎차를 먹일 필요는 없습니다. 그냥 티스푼으로 생각날 때마다 흘려 넣어 주십시오. 예민한 아기들은 오전에 감잎차를 먹이는 게 좋습니다.

[문] 감잎차는 1회에 얼마나 먹여야 하는지 궁금합니다.

아기가 받아 먹는 만큼 먹이면 됩니다. 아기들은 많은 양의 물을 먹지 않으므로 티스푼으로 한두 번씩 가끔 먹이면 됩니다.

[문] 산야초효소는 언제부터 먹일 수 있나요?

'수수팥떡' 아기들의 경우, 신생아기에도 아주 묽게 산야초효소를 희석하여 먹여 본 예가 있습니다. 물로 15배 정도 희석해 아기가 목말라할 때 먹이면 됩니다.

어차피 모유 수유하는 아이들은 충분히 모유를 먹고 나면 물을 잘 먹으려 하지 않습니다. 아기가 젖을 먹고 나서 얼마 지나지 않아 먹을 것을 찾는 느낌이 들 때, 티스푼으로 한두 수저 흘려 넣어 주면 될 것 같습니다.

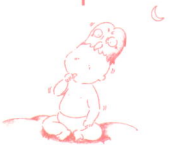 생후 한 달 된 아기에게 산야초효소를 먹이려고 하는데요. 하루에 몇 ㎖ 먹이면 될까요?

정해진 양은 없습니다. 그냥 아기가 목말라 할 때 물에 아주 옅게 희석하여 티스푼으로 한두 스푼씩 흘려 넣어 주는 정도면 됩니다. 원액 기준으로 하루 60㎖를 넘지 않으면 됩니다.

한 달 된 아기에게 산야초효소를 옅게 희석해서 먹이고 있는데요. 우유처럼 마구 먹습니다. 원하는 대로 줘도 될까요?

이렇게 어린 아기들은 15배 이상의 물에 희석하여 먹이면 됩니다. 아기가 소변을 잘 보면 조금 넉넉히 먹이셔도 무리가 가지 않습니다. 다만, 달지 않도록 주의하시기 바랍니다.

혼합 수유

(문) 생후 5일 된 아기인데요. 젖병만 빨고 엄마 젖은 빨지 않습니다. 어떻게 해야 엄마 젖을 빨까요?

아마도 병원에서 분유병을 통해 영양을 공급받아 분유병 꼭지에 익숙해진 것 같습니다. 아기는 배가 고파야 엄마 젖을 빨기 때문에 엄마가 좀 야무지게 마음먹고 한두 끼 굶길 필요가 있습니다. 아기가 울고 보채겠지만 결국은 젖을 빨게 되고 익숙해지면 분유병 꼭지를 거부하게 됩니다.

아기가 빨지 않는데 젖이 붓는 상태가 지속되면 젖몸살이 올 수도 있으므로 각별히 유방을 관리하셔야 합니다. 유축기로 젖을 짜서 냉동해 두고 큰 아이가 있다면 빨게 하여 젖에 멍울이 서지 않도록 조심해야 합니다.

(문) 아기에게 젖병을 먼저 빨리면 엄마 젖을 안 빤다고 하던데, 스파우트 꼭지는 어떨까요?

스파우트 꼭지는 우유병에서 컵으로 가는 중간 정도에 쓸 수 있는 꼭지이므로 분유병 꼭지나 별 차이가 없습니다. 아기에게 분유병을 먼저 빨리지 말라는 것은 단순히 꼭지 감촉의 문제만은 아니랍니다. 분유병은 별로 힘들지 않고 빨아도 일정한 양의 분유가 나오므로 아기가 '편함'에 익숙해져 힘들여 빨아야만 나오는 젖꼭지를 거부하는 게 더 큰 이유랍니다. 그러니 아기를 낳게 되면 제일 먼저 젖꼭지에 익숙해지도록 엄마가 도와주어야 합니다.

모유 양이 적어 걱정입니다. 혼합 수유를 해야 할까요?

젖이 부족해도 가능하면 혼합 수유를 하지 않도록 노력합니다. 힘들더라도 모유를 먹이면서 젖의 양이 늘도록 합니다. 출산 직후에는 대체로 젖이 부족한 듯 양이 적습니다. 하지만 아기의 빠는 힘이 강해지면 차츰 양이 늘게 됩니다. 엄마는 수분을 충분히 섭취하며 미역국과 밥을 충분히 섭취하시기 바랍니다. 다만, 엄마가 몸이 약해 젖이 부족할 수 있습니다. 이런 경우도 분유에 의지하기보다는 엄마가 젖의 양을 늘리기 위해 노력하면서 흰쌀 미음 등을 보충식으로 먹는 게 좋겠습니다.

 모유 양이 적어 아기 체중이 늘지 않습니다. 젖 양을 재기 위해 유축기로 짜보았더니 45㎖밖에 안 됩니다. 모유가 잘 나오게 하는 요법이 있나요?

아기가 몇 개월인가가 중요한데 젖이 돌기 시작한 직후라면 45㎖ 정도면 충분한 양입니다. 분유를 먹어도 특별한 경우를 제외하고 신생아기에 30~40㎖ 이상 잘 먹지 못합니다. 신생아기에 분유회사에서 권하는 대로 80㎖을 먹어내는 아이들은 그리 많지 않은 것 같습니다.

엄마의 젖은 아이가 힘차게 빨면 빨수록 늘어나게 됩니다. 신생아는 젖을 힘차게 빨지 못하므로 엄마가 젖몸살 등으로 고생하게 되는데, 이때는 젖 마사지와 온찜질을 잘해 주어야 합니다. 더불어 큰아이가 있다면 빨게 하거나 유축기로 짜서 젖몸살을 예방하고 젖이 줄지 않도록 노력하시기 바랍니다. 현재 미역국밥을 하루 네 번 드시고 있다면 횟수를 5~6번으로 늘려보는 것도 좋습니다. 또한 잠을 충분히 자는 등 신체적 · 정신적으로 휴식

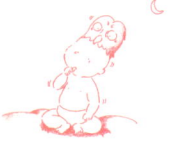

을 취하면 최소한 내 아이를 먹여 키울 수 있는 정도의 젖은 나오게 됩니다.

문 출산한 지 20일 되었습니다. 젖 양이 적은 듯해 분유를 60㎖씩 두세 번 먹이고 있습니다. 이러다가 점점 분유 양이 많아지는 것은 아닌지 걱정입니다. 모유를 잘 돌게 하는 방법이 없을까요?

혼합 수유를 하게 되면 아기는 젖꼭지와 분유병 꼭지를 번갈아 빨게 되는데, 상대적으로 빨기 쉬운 분유병 꼭지를 더 좋아하게 됩니다. 자연스럽게 젖 빠는 횟수가 줄어드는데 이때 젖 양은 급격히 줄어 갑니다. 젖은 아기가 빨면 빨수록 늘어 나기 때문입니다.

수유 초기에 젖이 다소 부족하더라도 엄마가 충분히 영양을 섭취하면서 아기가 잘 빨도록 유도하면 백일 전후로 양이 많이 늘어난답니다. 때문에 혼합 수유를 할 경우에는, 밤에 자기 전에 분유를 한 번 먹이는 식으로 엄격하게 규칙을 정해 반드시 지켜야 합니다.

문 출산한 지 한 달 되었는데요. 젖의 양이 적어 혼합 수유를 해왔습니다. 그런데 갈수록 젖의 양이 주는 것 같아요. 지금부터라도 노력하면 젖의 양을 늘릴 수 있을까요?

이 책 제 3부에 보면 재수유에 도전해 성공한 엄마들의 수기가 실려 있습니다. 다시 모유를 먹이는 것이 결코 쉬운 일이 아님에도 불구하고, 노력해 재수유에 성공한 경우입니다. 지금부터라도 엄마가 충분한 영양을 섭취하고 분유 양을 줄이며 젖을 주로 빨리도록 합니다. 아기가 배고파할

모유를 먹이는 일은 결코 쉬운 일이 아님에도 노력해 재수유에 성공한 경우입니다. 지금부터라도 엄마가 충분한 영양을 섭취하고 분유 양을 줄이며 젖을 주로 빨리면서 아기가 배고파할 때 흰쌀미음 등을 먹이면 모유 수유를 할 수 있습니다.

때 흰쌀미음 등을 먹이면 모유 수유를 할 수 있습니다. 특별히 유의해야 할 점은, 모유는 대부분이 수분이므로 엄마가 수분 섭취를 충분히 해야 한다는 것입니다.

물론 엄마의 건강이나 영양상태 등을 고려하여 신중하게 결정해야 할 문제 입니다.

 젖의 양이 적어 모유 반 분유 반 먹이고 있는데요. 이렇게 먹여도 모유의 효과가 있나요?

일부에서 혼합 수유를 하느니 차라리 분유만 먹이는 것이 낫다는 이야기를 합니다. 하지만 모유를 먹이는 것은 영양상의 이유만은 아니므로, 비록 분유를 먹이더라도 모유를 먹여 아기에게 정서적인 안정을 주도록 노력하는 것이 중요합니다. 뿐만 아니라 모유를 전혀 안 먹이는 것보다는 적게라도 먹이는 것이 면역성 측면에서도 효과가 있다고 합니다.

혼합 수유 중인데 모유를 거부합니다.

혼합 수유를 하다 보면 결국 모유 수유를 포기하게 됩니다. 아이들이 편하고 쉽게 영양을 공급해 주는 분유병 꼭지를 택하기 때문입니다.

일부에서 혼합 수유를 하느니 차라리 분유만 먹이는 것이 낫다는 이야기가 있습니다. 모유를 먹이는 것이 영양상의 이유만은 아니므로 비록 분유를 먹이더라도 모유를 먹여 아기에게 정서적인 안정을 주도록 노력하는 것이 중요합니다.

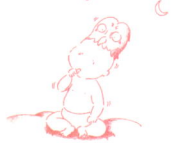

문 생후 8일 된 아기를 두고 있습니다. 5일째부터 분유를 병행해 먹였는데 분유를 먹으면 설사를 심하게 합니다. 하지만 모유를 먹으면 괜찮습니다.

아이에게 분유가 맞지 않는 경우가 있습니다. 이럴 때는 모유 양을 늘리도록 노력하고 부족한 부분은 흰쌀미음으로 보충하는 게 좋겠습니다.

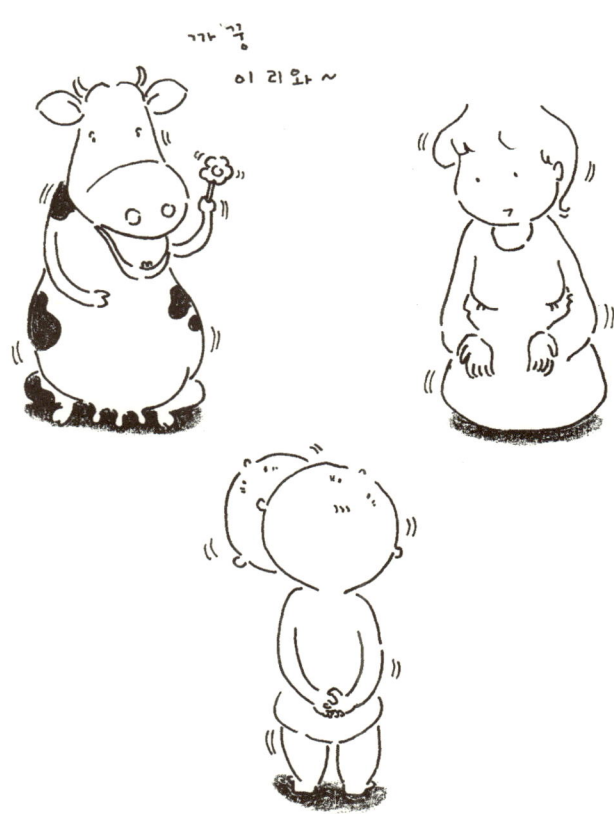

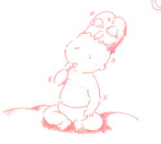 젖을 먹일 수 없는데 특수분유는 어떨까요?

특수분유는 종류가 다양하므로 전문가와 상의하여 아기에게 맞는 것을 골라야 합니다. 특수분유는 모유나 분유에 비해 상대적으로 영양이 부족함으로 조금 일찍 이유식을 시작하도록 합니다.

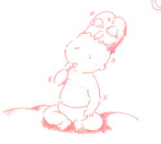 젖이 잘 안 나오는데 오곡가루를 먹여도 될까요?

오곡가루나 흰쌀미음으로 부족한 영양을 보충할 수 있답니다. 그러나 젖이 많이 부족하여 오곡미음에 의지하는 양이 많아진다면 반드시 녹즙을 함께 먹여야 합니다. 오곡미음을 먹일 때에는 아기가 일정하게 체중이 늘고 있는지, 잘 먹고 잘 노는지, 잘 자는지 등을 꼼꼼히 살펴야 합니다. 오곡미음과 녹즙만으로 쑥쑥 잘 크는 아이가 있는가 하면 그렇지 않은 경우도 있습니다. 모유 이외의 대체식을 선택할 때는 아기를 중심에 두고 맞는 것을 찾아야 합니다.

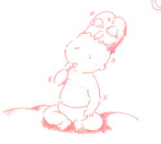 오곡가루를 볶아서 분유에 타 먹여도 되나요?

오곡가루나 미숫가루도 모두 영양학적 측면으로 훌륭한 먹을거리이긴 합니다. 하지만 볶은 곡식은 생목이 오르고 소화에 부담을 주는 단점이 있습니다. 오곡가루와 분유를 섞어 먹일 때에는 오곡미음을 끓여 식히고, 분유를 타서 오곡미음과 물을 희석한 분유, 다시 말해 액체와 액체를 섞어 먹여야 합니다.

> 오곡미음을 먹일 때에는 아기가 일정하게 체중이 늘고 있는지, 잘 먹고 잘 노는지, 잘 자는지 등을 꼼꼼히 살펴야 합니다. 오곡미음과 녹즙만으로 쑥쑥 잘 크는 아이가 있는가 하면 그렇지 않은 경우도 있습니다. 모유 이외의 대체식을 선택할 때는 아기를 중심에 두고 맞는 것을 찾아야 합니다.

젖이 부족할 때 오곡가루를 묽게 타서 먹이라고 책에 나와 있는데요. 얼마나 먹여야 하는지요.

젖이 부족할 때에는 아기의 소화력에 따라 오곡미음이나 흰쌀미음으로 보충해 줍니다. 아기가 돌이 지나야 오곡가루를 생으로 타서 먹여도 소화시킬 수 있습니다.

젖이 모자라 오곡미음을 함께 먹였는데 최근에는 미음을 잘 먹지 않습니다. 미음을 젖병에 넣어 주는데 구멍이 작아서 그런 건지도 모르겠습니다. 어떻게 먹여야 할지요?

젖병의 구멍이 작아서 잘 안 먹는다면 이유식 젖꼭지로 바꾸어 주시면 됩니다. 아기가 음식의 맛을 알게 되었다면 오곡미음을 맛나게 끓여 먹이는 게 좋습니다. 멸치, 다시마, 새우, 버섯 등을 우려낸 물에 오곡미음을 끓여 먹이면 맛이 좋아 아기가 잘 먹습니다. 젖 먹이기 전에 오곡미음을 수저로 몇 순갈 떠 먹이고 젖을 먹이도록 하십시오.

멸치, 다시마, 새우, 버섯 등을 우려낸 물에 오곡미음을 끓여 식혀 먹이면 맛이 좋아 아기가 잘 먹습니다.

모유를 먹는 6주 된 아기입니다. 하루 한 번 정도 분유를 먹이는데요. 변 볼 때 거품이 나옵니다.

분유와 모유를 섞어 먹이게 되면 영양소와 면역물질간에 약간의 충돌이 빚어진다고 합니다. 그 결과 모유와 분유 속 영양이 충분히 흡수되지 못하여 변이 좋지 않을 수 있습니다. 시큼한 냄새가 나는 경우도 있고 거품변을 보는 경우도 있는데, 거품의 정도가 심해지고 아기가 잘 먹지 않으려 하면 근본적으로 먹을거리를 점검해야 할 것 같습니다.

문 생후 한 달 된 아기에게 두유를 먹여도 되나요?

아기를 위해 생산된 유아용 두유 중, 유기농 콩을 재료로 만든 것은 그냥 먹여도 됩니다. 만일 국산콩 두유를 먹이게 되면 물과 반반 섞어 먹이시면 됩니다. 농도는 아기 변을 보아 가면서 조금씩 짙게 조절해 줍니다.

문 9개월 된 아기인데요, 산양유를 먹여도 되나요?

물론 먹일 수는 있습니다. 그러나 아이들의 음식을 한꺼번에 갑자기 바꾸면 곤란합니다. 아주 적은 양을 먹여 보고, 아기가 잘 먹고 변이 좋으면 조심스레 양을 늘려야 합니다.

젖의 양과 관련된 질문

문 젖의 양이 충분한지 부족한지 어떻게 알 수 있나요?

젖이 충분하면 아기는 꿀떡꿀떡 넘어가는 소리를 냅니다. 그리고 10분 정도 지나면 점차 소리가 작아지며 아기는 젖을 가볍게 빱니다. 이렇게 젖

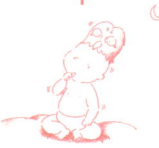

을 빤 아이는 푸욱 자게 됩니다. 체중도 일정하게 늘고 정서적으로도 안정되어 잘 먹고, 잘 자고, 잘 노는 아이가 됩니다.

그러나 젖을 빨다가 아이가 신경질을 내거나, 수유 후 얼마 지나지 않아 다시 젖을 찾으면 젖이 부족하지 않은지 살펴야 합니다. 젖이 충분한 아이의 배는 빵빵하지만 젖이 부족하면 배가 홀쭉한 상태가 됩니다.

영양이 충분한 아이는 혈색이 도화색에 가깝고 포동포동 살도 찌므로 아이 상태를 세심하게 살피는 게 중요합니다.

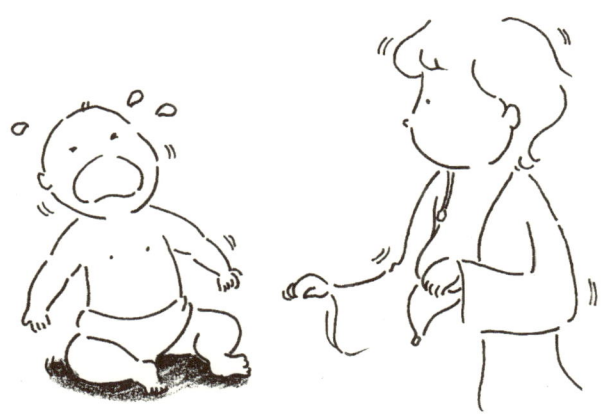 왼쪽은 젖의 양이 부족하고 오른쪽은 충분히 나옵니다. 그래서 일부러 왼쪽 젖을 먼저 빨리는데도 소용 없네요. 이러다 짝짝이가 되는 건 아닌지요.

젖의 양이 적은 쪽을 의식적으로 자주 빨리도록 노력해야 합니다. 그러면 양쪽이 균형을 이루게 됩니다. 젖을 조금 먹이다가 끊으면 짝젖이 되기

도 하지만, 젖을 돌 이후까지 먹이면 그 사이 양쪽이 균형을 이루게 됩니다.

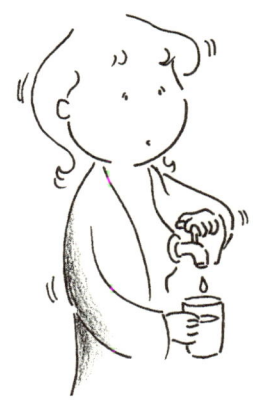 젖의 양을 늘리려면 아기에게 물리고 난 후 짜줘야 한다던데, 아기에게 먹일 양이 부족하지 않을까 걱정됩니다.

남은 젖은 짜서 버리지 말고 분유병에 넣어 냉동해 두었다가 젖이 부족하다고 느껴질 때 해동시켜 먹이면 됩니다. 젖을 먹이고 난 뒤 젖을 비워야 양이 줄지 않으므로 반드시 남은 젖은 짜주어야 합니다.

처음 나오는 젖의 85%는 거의 수분이고 나머지에 지방질 및 영양이 많다고 들었습니다. 젖의 양이 많은데 짜내고 먹여야 하나요?

젖을 먹이고 난 후 완전히 유방을 비우면 젖이 차오르게 됩니다. 오랫동안 고여 있던 젖은 질이 떨어질 수 있으므로 조금 짜내고 먹이면 좋습니다.

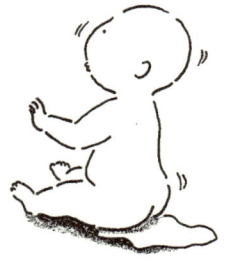

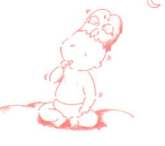

황금빛 똥을 누는 아기 2

그러나 젖을 완전히 비웠고 젖의 양이 부족한 경우에는 충분히 마사지한 뒤 먹이면 됩니다.

문 처음 나오는 젖은 물젖이고 영양이 듬뿍 담긴 젖은 나중에 나온다고 하던데 물젖은 먹여도 소용 없나요?

보통 물젖이라고 하는 뿌연 젖의 경우도 지방질을 제외한 다른 영양이 충분히 들어 있다고 합니다. 때문에 아기에게 먹여도 크게 문제될 것은 없습니다.

모유를 먹는 아기가 설사가 잦으면 물젖이어서 그렇다고 젖을 끊게 하는 것을 보게 됩니다. 설사 원인은 물젖이 아니라 아기가 태변을 완전히 배설하지 못하거나, 유전적으로 장이 약한 경우가 많습니다. 이런 아기들은 분유로 바꾸면 설사가 더 심해지기도 합니다. 또한 엄마가 모유를 먹이면서 식품 안정성을 고려하지 않고 무절제하게 음식을 먹는 경우, 아기 설사의 원인이 되기도 합니다.

문 생후 80일 된 아기인데요. 젖을 10분도 안 빨고 막 보챕니다. 짜서 젖병에 주면 잘 먹는데 왜 그런 건가요?

우유병 꼭지는 아기가 별다른 노력없이 젖이나 분유를 먹을 수 있습니다. 때문에 아기들은 우유병 꼭지를 선호합니다.

젖은 일정한 세기로 빨아도 때에 따라 많거나 적게 나오므로 이런 젖의 메커니즘을 아기가 이해하고 대처할 수 있는 시간이 필요합니다. 아기의 노

> 아기가 태변을 완전히 배설하지 못하거나, 유전적으로 장이 약한 경우 설사를 많이 합니다. 이런 아기들은 분유로 바꾸면 설사가 더 심해지기도 합니다.

> 아기는 젖이 나오는 구조를 이해하고 대처하면서 지혜가 싹트기 때문에 초기 적응 과정에서 다소 신경질을 내더라도, 젖을 빨리는 게 좋습니다.

력도 필요한 것입니다. 아기는 젖이 나오는 구조를 이해하고 대처하면서 지혜가 싹트지만, 초기 적응 과정에서 다소 신경질을 낼 수 있습니다. 그래도 짜서 우유병에 넣어 먹이기보다는 젖을 빨리는 게 좋습니다.

(문) 젖의 양이 너무 많아서 걱정입니다. 서너 시간이 지나면 젖이 돌처럼 단단해져서 짜내지 않으면 너무 아픕니다. 한쪽 젖에서 180cc 이상 나오고, 아기가 젖을 먹을 때마다 사레가 걸려 캑캑거리면서 힘들어할 정도입니다. 젖은 짜내면 짜낼수록 양이 늘어난다고 하던데 어떻게 해야 하나요?

엄마 잃은 심청에게 동냥젖을 먹여 주신 분들이 바로 이런 분들이 아닐까 생각해 봅니다. 우선 젖이 많은 것은 젖이 부족해서 걱정하는 것보다 행복한 고민이라는 점부터 말씀드리고 싶습니다. 식사량을 조금 줄여 보시길 권합니다. 물론 짜낸 젖은 냉동시켜 두는 것이 좋습니다. '젖이 많다, 많다' 걱정하다가도 어느 순간 아기가 훌쩍 커서 양이 부족해지는 경우가 많기 때문입니다.

(문) 모유의 양이 너무 많아서 두 시간마다 짜내고 엿기름을 물에 타서 먹고 있습니다. 혹 엿기름이 아기에게 문제 되는 것은 아닌지요.

엿기름 물은 젖의 양을 줄여줍니다. 엿기름 물이 아기에게 해를 준다는 보고는 아직까지 없었습니다. 젖의 양이 아무리 많아도 아기가 크면 모자랄 수 있으니, 젖을 먹인 뒤 완전히 유방을 비우시고 짠 젖은 냉동해 두면 요긴하게 쓰일 때가 있을 것입니다.

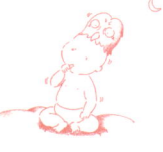

문 젖의 양이 많은지 아기가 한쪽 젖만 먹고 잠이 듭니다. 그래서 한쪽은 비워진 상태고 다른 반대쪽은 젖이 있는 상태입니다. 굳이 짜지 않고 다음번에 그쪽을 먹입니다. 그래도 괜찮은가요?

신생아기들은 양쪽 젖을 다 먹지 못하고 잠이 들지만 백일 전후만 되어도 양쪽 젖을 모두 먹게 됩니다. 젖이 넉넉한 경우라면 1개월쯤에 양쪽 젖을 반반 나눠 먹이는 게 좋습니다. 그리고 양쪽 젖을 완전히 비워 두면 양쪽 젖이 모두 잘 찹니다. 젖이 부족한 경우라면 한쪽 젖을 먹이고 다음에 다른쪽 젖을 먹이면 됩니다. 한쪽 젖을 먹이고 다음번에 먹이기 전까지 나머지 한쪽 젖이 딱딱하게 굳지 않도록 젖의 상태에 따라 조절해야 합니다.

문 모유 양이 많아서인지 아기가 한쪽 젖만 빱니다. 억지로라도 양쪽을 다 빨려야 하나요?

양이 많을 경우 한쪽 젖만 먹이면 나머지 한쪽 젖은 계속 짜주어야 합니다. 그러다 보면 아기가 주로 빠는 젖은 잘 돌고, 짜내는 젖은 잘 안 나오게 됩니다. 게다가 한쪽 젖만 계속 먹이는 것은 아기 머리가 비뚤어지는 원인이 되기도 합니다. 그러니 한쪽 젖을 반 정도 먹이고 다른 쪽 젖을 반 정도 먹인 뒤, 아기가 충분히 먹고 나면 양쪽 젖을 다 비우는 게 좋겠습니다.

문 초유가 아기가 소화할 수 있는 양보다 많습니다. 짜서 냉동실에 보관했다 줘도 될까요?

행복한 고민입니다. 물론 잘 냉동했다가 해동해 먹이시면 됩니다.

문 아기 아빠가 젖을 빨아주면 양이 늘어난다고 하던데 사실인가요?

출산 직후 아기 아빠가 아니라도 큰애나 젖을 빨아 줄 수 있는 사람이 있으면 유선이 잘 뚫리고 젖이 잘 돌게 됩니다. 이는 젖몸살을 예방해 줄 수 있는 방법이 되기도 합니다. 젖의 양은 엄마의 건강 및 정서 상태, 영양 정도, 아기의 젖 빠는 횟수 및 빠는 강도 등에 의해 종합적으로 결정됩니다.

문 태어난 지 일주일 된 아기(신생아)인데요. 3일 동안 변을 못 봅니다. 젖이 모자란 것 같은데 쌀미음을 먹여도 될까요?

젊은 어머니들의 경우 얼짱 · 몸짱 열풍을 강조하는 사회 분위기 때문에 다이어트를 늘 염두에 두고 있습니다. 때문에 출산 후에도 먹을거리를 자제해 젖의 양이 부족해지는 경우를 종종 봅니다. 물론 다이어트도 중요하지만 아기가 돌을 맞을 때까지 모유를 먹이는 데 중심을 두었으면 합니다. 그렇다고 2인분을 드시면 살이 많이 찌게 됩니다. 수유부는 보통 먹는 양의 120% 정도 드시면 된다고 합니다. 수분의 섭취량을 늘리고 비타민, 미네랄, 단백질을 적절하게 섭취하는 게 중요합니다.

우선 젖의 양을 늘리도록 노력해 보고 그래도 안 되면 부분적으로 쌀미

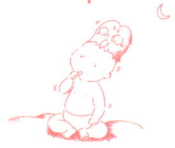

음이나 오곡미음으로 보충해 줄 수 있습니다.

 한 달 전 셋째를 낳은 산모입니다. 모유 수유에 성공하기 위해 미역국, 감잎차도 열심히 먹고 젖을 먹이고 나서 열심히 짜내는데도 젖이 모자랍니다. 아이들이 많아 충분히 쉬지는 못하고 있지만 다른 것은 다 열심히 하고 있습니다. 어떻게 해야 젖이 늘까요?

충분히 쉬지 못하는 것이 원인이 아닐까 생각합니다. 주변에서 아이들을 돌봐 줄 사람을 찾아 휴식을 취해야 젖이 잘 돌 수 있습니다. 나이 들어 아이를 낳게 되면 젖이 부족해지는 것이 인지상정인 것 같습니다. 감잎차의 양은 조금 줄이시고 미역국밥을 먹는 횟수를 늘려 주세요.

 아기가 백일이 되었는데요. 젖이 주는 것 같아 걱정입니다.

엄마가 건강하고 아기가 젖을 잘 빨면 백일을 전후하여 젖의 양이 많이 늘어나는 것이 보통입니다. 요즘은 젖이 아예 안 나오는 산모도 많고, 젖이 일찍 마르는 산모도 많아 걱정입니다. 아무래도 식습관, 생활습관 등의 문제가 아닐까 생각합니다. 특히 젊은 여성들의 다이어트도 하나의 원인으로 보입니다. 우선 최근에 먹는 양을 급격히 줄였다거나, 스트레스를 받지 않았는지 생활을 돌아보고 원인을 찾아 즉시 고쳐야 합니다.

아기는 성장에 따라 먹는 양이 늘어나므로 엄마의 식사량도 당연히 늘려야 합니다. 미역국밥을 하루 세 번 드셨다면 네 번, 다섯 번으로 늘려 주시고 휴식을 충분히 취하면 젖의 양은 늘어납니다. 또한 수분 섭취를 소홀히

아기는 성장에 따라 먹는 양이 늘어나므로 엄마의 식사량도 당연히 늘려야 합니다. 미역국밥을 하루 세 번 드셨다면 네 번, 다섯 번으로 늘려 주시고 휴식을 충분히 취합니다.

하시면 안 됩니다. 이렇게 노력해도 양이 늘지 않으면 아기에게 맞는 대체 식품을 찾아야 합니다.

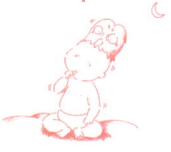 아기 체중이 늘지 않습니다. 태어날 때 3kg이었는데 넉 달 동안 2kg밖에 늘지 않았어요. 주변에서는 분유를 먹이라고 하는데 어떻게 해야 할까요?

아기가 백일이 넘었다면 분유보다 흰쌀미음이나 오곡미음을 먹이는 것이 좋겠습니다. 백일이 지난 아기라면 대체식품을 일부 먹이더라도 모유는 끊지 마시고 함께 먹이도록 하십시오. 국산콩 두유 중에서 아기에게 맞는 것을 골라 먹이면 됩니다.

젖을 물리고 남은 것은 어떻게 짜내는 게 좋은가요?

유축기나 손을 사용합니다. 저희는 유축기보다 손으로 짜내는 게 잘 짜진다고 생각합니다. 그러나 손으로 젖을 짜내다 보면 손목의 통증을 견디기 어렵습니다. 이 같은 통증은 아이가 돌이 지난 이후 단식, 채식, 풍욕, 냉온욕, 겨자찜질, 겨자탕 등 자연요법으로 극복할 수 있습니다.

모유 수유를 하고 있는데, 아기가 하루에 한 번 물기 없는 되직한 변을 봅니다. 신생아는 하루 5~10회 정도 변을 본다고 하던데 한 번 보는 건 모유가 부족해서 그런 건가요?

우선 아기가 잘 먹고, 잘 자는지 점검해 봅니다. 1~2주일 단위로 아기 체중이 꾸준히 늘고 있다면 별로 걱정하지 않으셔도 될 것 같습니다.

직장 다니며 젖 먹이기

문 출산휴가 후 직장에 나가야 하는 엄마입니다. 3개월까지 모유를 먹일 예정인데 그 다음엔 무엇을 먹여야 하나요? 분유를 먹이고 싶지 않아서요.

저희가 권하는 대체식품은 오곡미음+녹즙, 국산콩 두유 희석액+녹즙 등입니다. 하지만 직장에 복귀하더라도 젖을 먹일 수 있습니다. 가능하면 모유를 계속 먹이면 어떨까 생각합니다. 직장에서 한두 번 젖을 짜서 냉동해 두었다가 집으로 가지고 가 다음날 낮에 해동해 먹이면 됩니다. 3~6개월까지는 낮에 젖을 한두 번 짜주어야 하지만, 대개 6개월 이후가 되면 한 번 정도 짜주면 됩니다. 아기가 8개월이 되면 아침저녁으로 젖을 먹이고 낮에는 젖을 짤 필요가 없어진답니다. 그 시기엔 가슴을 꼬옥 싸매면 젖이 잘 붓지 않고 신기하게 아기가 빠는 시간에만 젖이 나온답니다.

문 직장에 다니고 있어서 모유를 얼렸다가 아기에게 먹이고 있습니다. 냉동된 모유는 어떻게 녹이는 게 좋은가요?

모유 팩에 넣어 냉동한 경우, 팩을 냉장실에서 해동한 다음 젖병에 넣어 뜨거운 물로 중탕한 후 먹이면 됩니다.

> 3~6개월까지는 낮에 젖을 한두 번 짜주어야 하지만, 대개 6개월 이후가 되면 한 번 정도 짜주면 됩니다. 아기가 8개월이 되면 아침저녁으로 젖을 먹이고 낮에는 젖을 짤 필요가 없어진답니다.

문 냉동했던 모유를 데워서 먹이는데요. 아기가 먹다 남은 걸 30분 이내에 또다시 데워 먹여도 되나요?

아깝더라도 아기가 먹다 남은 모유는 세균 등의 문제가 있으므로 버리는 게 좋습니다. '수수팥떡' 회원 중에 아기가 먹다 남은 젖이나 분유가 아까워 냉장고에 넣어 두었다가 다시 데워 먹인 탓에, 장염을 일으킨 경우가 종종 있었습니다. 세균 번식도 문제지만 냉동과 해동 그리고 냉장 보관하는 과정에서 영양소도 상당히 파괴되므로 버리는 게 좋습니다.

문 회사에서 젖을 짜서 냉동 보관하기가 어려운데요. 상온에 여덟 시간 정도 두었다가 집에 가서 냉동실에 넣어 두어도 될까요?

한겨울 영하의 날씨에 창문밖에 놓아 두면 자연스럽게 냉동이 됩니다. 때문에 아이스박스에 넣어 집에 가져가 냉동실에 넣어도 무방할 것 같습니

아깝더라도 아기가 먹다 남은 모유는 세균 등의 문제가 있으므로 버리는 게 좋습니다. '수수팥떡' 회원 중에 아기가 먹다 남은 젖이나 분유가 아까워 냉장고에 넣어 두었다가 다시 데워 먹인 탓에 아기가 장염을 일으킨 경우가 종종 있었습니다.

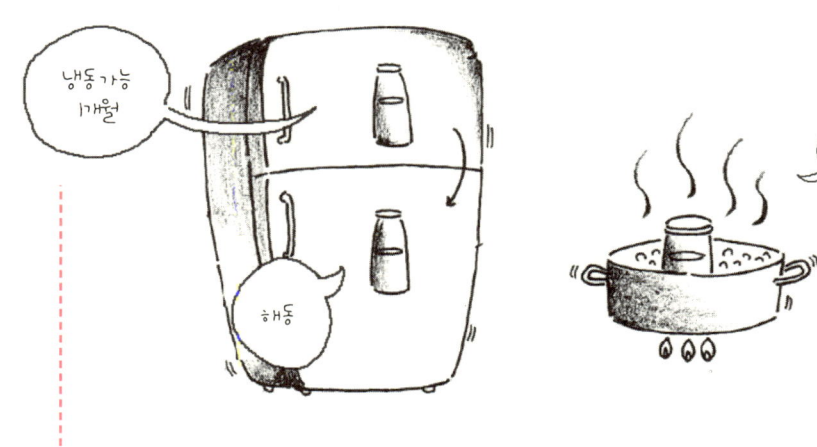

다. 이는 영하로 기온이 떨어졌을 때 가능한 것이고, 영상의 기온에서 젖을 여덟 시간씩 두면 세균이 급격히 번식하여 곤란합니다.

이런 경우 쉬운 일은 아니겠지만 회사에 냉장고를 사도록 권유하는 게 어떨까 합니다. 냉동실이 있는 작은 냉장고는 그다지 비싸지 않으므로 사측과 잘 교섭하면 가능하지 않을까 싶습니다. 모성보호를 위한 사회적 분위기가 형성되고 모성보호 입법이 세심하게 마련되어야 하는 것이 바로 이런 이유 때문입니다.

문 회사에서 집까지 거리가 먼 편입니다. 낮에 젖을 짜서 얼려도 집에 가는 동안 조금 녹는데요. 그걸 다시 얼려 뒀다가 먹여도 되나요?

우리 아이가 먹는 음식이니, 무엇보다 안전이 우선입니다. 이동할 때 모유를 냉동 상태로 보관할 수 있는 작은 아이스박스가 있답니다. 드라이 아이스를 넉넉히 넣고 모유를 넣어 이동하면 될 것 같습니다.

문 모유 보관 비닐 팩 대신 주방용 위생 비닐을 써도 되나요? 가격이 만만치 않아서요.

'수수팥떡' 입장에서는 이런 질문을 받을 때가 가장 난감합니다. 비록 모유보관용 비닐 팩(1회용 젖병)이 비싸더라도 아이를 위해 사용하는 것이 좋다고 생각됩니다. 모유 보관용 비닐 팩은 엄격히 멸균처리 된 제품이므로 상대적으로 안전하기 때문입니다.

문 모유를 짜서 먹여야 하는 경우 젖병보다 컵에 먹이는 것이 중이염에 걸릴 확률도 낮고 좋다던데, 구체적으로 어떻게 먹이는 건가요?

컵으로 먹이려면 아기가 앉을 수 있는 월령이 되어야합니다. 아기가 젖을 물고 자는 경우 이비인후가 통해 있어 젖이 목에 고여 있게 됩니다. 그 결과 귀에 영향을 미친다는 것입니다. 아기들이 젖을 물고 자는 경우는 많지만 젖병은 비교적 짧은 시간에 한정된 양이 나오므로 젖병을 물고 자는 경우는 드물답니다.

문 생후 6개월 된 아기인데요. 직장에 다니는 관계로 모유 수유가 힘들어 젖을 끊으려고 합니다. 젖을 끊게 되면 모유 대신 분유를 먹여야 하는지, 아니면 두유와 이유식만 먹여도 되는지 궁금합니다.

6개월이 되었다면 두유와 이유식만으로도 영양 섭취가 충분하다고 생각됩니다. 다만 아이의 음식은 일률적으로 어떤 것이 좋다고 말하기 힘들기 때문에, 일단 엄마가 아기의 특성에 맞게 먹을거리를 정해야 합니다. 그리고 아이의 변 상태와 성장발육 상태를 세심하게 관찰해 안정시켜야 합니다.

문 직장에서 젖을 짜는 시간이 모자보건법에 명시돼 있다는 말을 들었습니다. 사실인가요?

근로기준법과 남녀고용평등법에 모유 수유와 관련한 조항이 있습니다. 근로기준법 제73조에 '1년 미만의 유아를 가진 여성근로자의 청구가 있는

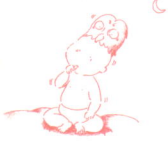

경우에는 1일 2회, 각각 30분 이상의 유급 수유 시간을 주어야 한다'고 명시되어 있습니다. 남녀고용평등법 21조에는 '사업자는 근로자의 취업을 지원하기 위하여 수유, 탁아 등 육아에 필요한 보육시설을 설치하여야 한다'고 규정하고 있습니다.

수유 간격

문 『황금빛 똥을 누는 아기』에는 4시간에 한 번씩 규칙적으로 젖을 먹이라고 되어 있던데요. 이 모유 먹이기 일정표는 언제부터 시행할 수 있나요?

젖이 충분한 경우, 그리고 신생아기부터 젖을 잘 빠는 경우, 아기 배꾸리가 큰 경우 일정한 간격을 두고 먹일 수 있습니다. 그러나 신생아기에는 아기가 원할 때마다 젖을 빨리는 것이 좋습니다. 아기마다 특성이 달라서 아기에게 맞추어야 합니다. 한 달이 지나서부터는 가능하면 일정한 간격을 두는 게 좋답니다.

20~30분 정도 충분히 젖을 빨린 뒤 트림을 하게 한 다음, 아기를 재우고 적어도 3~4시간 간격을 두고 젖을 먹이면 좋겠습니다. 중간에 아기가 입을 돌리며 우는 경우가 있는데, 이때는 보리차나 생수를 티스푼으로 조금 먹이면 됩니다. 수유 간격은 2시간이든 3시간이든 아기의 특성에 맞추면 됩니다.

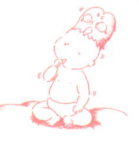 한 달 된 아기인데요. 자구 입을 쩝쩝거리고 혀를 낼름거려 그때마다 젖을 먹이고 있습니다. 잘 받아먹긴 하는데 자주 토하네요.

일정한 수유 간격을 두지 않고 젖을 먹이면 변 보는 횟수도 많아지고 트림시킬 기회가 없으므로 아기가 잘 토하게 됩니다. 그러므로 생후 1개월 이후에는 수유 간격을 일정하게 유지하는 것이 좋습니다.

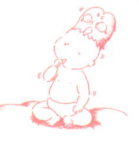 생후 10일 된 아기인데요. 낮에는 젖을 1~2번 먹고 계속 자고, 밤에는 30분마다 깨서 젖을 먹습니다. 낮에 억지로라도 깨워서 먹여야 하나요?

생후 10일이라면 엄마가 좀 힘드시더라도 아이에게 맞추는 것이 원칙입니다. 그러나 생후 한 달이나 늦어도 백일 전후부터는 낮과 밤의 사이클을 익히도록 하는 게 중요합니다. 임신중에 엄마가 밤에 늦게 잤다면 태어난 아기도 늦게 자는 경우가 많습니다.

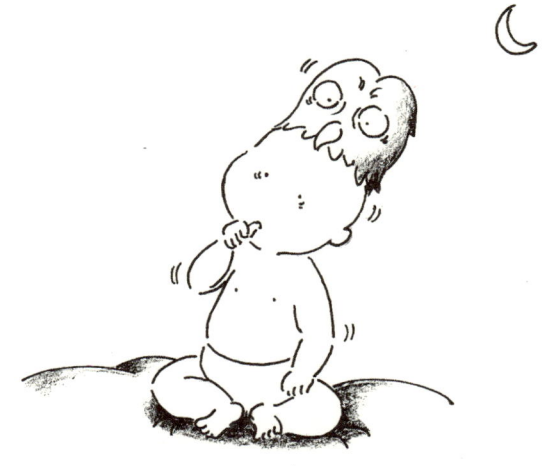

(문) 출산한 지 20일이 조금 넘었습니다. 모유 수유만 하고 있는데요. 아기가 잘 때는 다섯 시간 이상 푹 자지만 깨어 있을 때는 한 시간에 한 번 정도, 10~25분 먹습니다. 이렇게 자주 먹어도 괜찮은가요?

신생아기에는 원하는 대로 먹이는 게 좋습니다. 세상에 태어나 엄마를 만난 아기는 영양도 영양이지만 정서적 안정을 꾀하기 위해 젖을 빠는 측면도 있기 때문입니다.

(문) 아기가 젖을 물고 얼마 빨지 않아 잠들어 버립니다.

신생아는 젖을 빠는 힘도 약한 데다 충분한 수면이 필요합니다. 젖을 빨다 잠이 드는 것은 매우 자연스러운 현상입니다. 아기가 커가면서 잠자는 시간은 점점 짧아지고 먹는 시간과 양은 늘어갑니다.

밤중 수유

(문) 4개월 된 아기를 두었는데 밤중 수유를 끊으려고 합니다. 그런데 젖을 주지 않으면 심하게 울어 결국 포기하고 맙니다. 보리차를 먹이면 다 뱉어 버리고, 젖 외에 다른 것은 먹으려 하지 않아요. 어떻게 하면 좋을까요?

밤중 수유는 신생아기를 넘어가면 바로 끊어야 합니다. 늦어도 백일 전

밤중 수유는 신생아기를 넘어가면서 바로 끊어야 합니다. 늦어도 백일 전후에 끊어야 하고, 그 이후가 되면 좀처럼 끊기 힘들어집니다.

후에 끊어야 합니다. 그 이후가 되면 좀처럼 끊기 힘들어집니다. 이런 경우 아이가 말귀를 알아들을 때까지 먹이다가 자연스럽게 끊던지, 2~3일 동안 밤에 울릴 각오를 해야 합니다. 밤중 수유를 계속할 경우 치아 관리에 문제가 생기므로 엄마가 모진 마음을 먹고 끊어야 합니다. 끊기가 힘든 경우엔 잇몸 관리를 잘해 주어야 합니다.

 잘 때 젖을 물고 자려 합니다. 어떻게 하죠?

모유 수유를 하는 아기들의 경우, 보통 젖을 물고 자려고 합니다. 그래서 처음이 중요한데, 30분 정도 젖을 물려 충분히 먹인 다음 젖꼭지를 빼고 재우는 습관을 들입니다. 버릇 들이는 시기를 놓치면 쉽게 고칠 수 없습니다. 이런 경우는 돌이 지나 아기가 걷기 시작해야 젖을 물고 자는 버릇을 고치게 됩니다. 걷는 것은 아기에게 매우 피곤한 노동이므로 깊은 잠에 빠져 젖

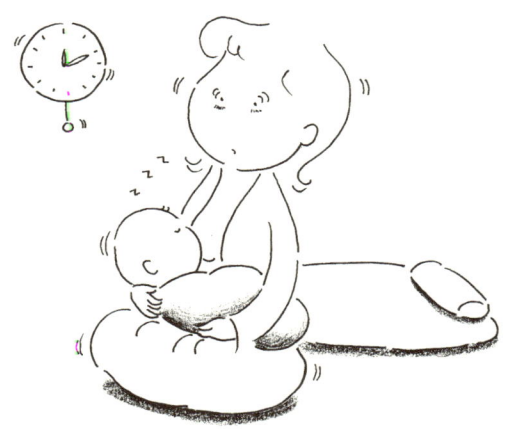

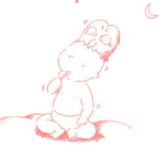

을 물지 않아도 잘 자게 됩니다.

문 밤중 수유를 끊으려고 보리차를 먹이고 있는데, 너무 많이 먹어요.

특별히 신장 기능이 약하지 않다면 보리차의 양이 문제가 되지 않습니다. 굳이 줄이시려면, 젖병 꼭지 구멍을 작게 하여 먹는 양을 줄일 수는 있습니다.

문 백일이 지난 아기인데 모유를 많이 먹지 않습니다. 게다가 한쪽만 먹어요. 먹는 시간은 약 5분 정도…. 밤에도 약 두 시간 간격으로 깨서 모유를 5분 정도 먹고 잡니다.

신생아기를 지나면 밤중 수유를 안 하는 게 좋습니다. 특별한 경우가 아니라면 하루 이틀 울리더라도 밤중 수유는 확실하게 끊는 게 좋습니다. 젖은 가능한 한 양쪽을 번갈아 먹이도록 습관을 들이십시오.

젖몸살, 유두염증

문 젖이 돌면서 가슴 양쪽이 단단해지고 아픕니다.

단단해진 젖을 그대로 방치하면 유선에 염증이 생겨 젖도 잘 안 나오고 엄마도 매우 괴롭습니다. 그러므로 젖이 돌기 시작하면 마사지를 충분히 하고 온찜질을 자주 해 단단해진 멍울을 풀어야 합니다. 젖은 줄어도 부드러워야 하며 젖이 뭉치면 젖도 잘 안 나오게 됩니다. 처음에 젖이 돌기 시작할 때부터 마사지와 온찜질을 통해 젖을 부드럽게 풀어 유선을 다독거리는 게 중요합니다.

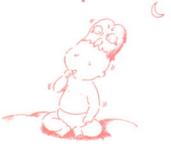 유두 관리, 어떻게 해야 하나요?

젖을 먹이기 전에 뜨거운 물로 씻고 젖을 먹이고 난 뒤에도 반드시 뜨거운 물로 씻어 말려야 합니다. 예전에 우리 어른들은 젖을 짜서 젖꼭지를 소독했다고 하는데 그 방법도 무방합니다.

왼쪽 겨드랑이에 지름 1~2cm 정도의 멍울이 잡히고 약간 아픕니다. 주변에서는 젖이 불어서 그런 거라고 하는데요?

수유하면서 겨드랑이에 멍울이 지는 경우는 대부분 젖이 불어 젖멍울이 섰거나 유선염이 왔을 때라고 합니다. 그러므로 평소 젖이 뭉치지 않게 마사지나 온찜질을 잘해 주고, 젖을 먹이고 난 뒤에는 유방을 완전히 비워 젖멍울이 서지 않도록 주의해야 합니다.

문 유선염에 걸려 항생제 주사를 맞고 약을 먹고 있습니다. 언제부터 아기에게 다시 젖을 먹일 수 있을까요?

수유부가 항생제를 써야 할 경우 병원에서 젖을 먹는 데 지장이 없는 약한 항생제를 쓴다고 합니다. 그러나 증상이 심한 경우에는 치료가 끝나고 항생제를 끊은 뒤 하루 정도 더 젖을 짜내고 먹여야 합니다. 아이에게 젖을 먹이지 못하는 사이 잘 짜내지 않으면 젖이 마르므로 일정한 간격을 두고 잘 짜내야 합니다.

문 유선염이 심해 수술해야 할 것 같다고 합니다. 현재 항생제를 맞고 지켜보는 중인데요. 수술 말고 다른 방법은 없을까요?

이럴 때 '수수팥떡'은 엄마에게 3일 정도의 단식과 겨자찜질, 하루 6회 정도의 풍욕을 권합니다. 자연건강법을 확실히 하면서 항생제 치료를 병행해도 증상이 전혀 개선되지 않으면 수술을 해야겠지요. 중요한 것은 증상이 심해지기 전에 유방 관리를 잘하는 겁니다. 온찜질 마사지를 적절하게 해주면 유선염도 잘 오지 않고, 오더라도 비교적 쉽게 극복할 수 있습니다. 무엇이든 예방이 중요한 것 같습니다.

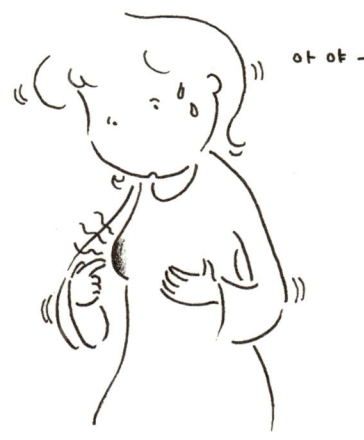

아야-

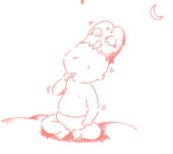 젖을 삭히는 약을 지어 먹었는데 여전히 젖이 돌아 압박붕대로 묶어 두었습니다. 그런데 가슴 안에 마치 딱딱한 석고가 든 것처럼 멍울이 생겼어요.

젖을 말리는 과정에 생긴 딱딱한 젖멍울은 시간이 지나면서 차츰 풀어집니다. 수수팥떡에서는 젖을 끊을 때 단식을 권하고 있습니다. 단식과 함께 하루 6회 이상 풍욕을 하면 무리 없이 젖을 끊을 수 있습니다. 겨자찜질을 해주면 젖멍울이 풀리는 데 도움이 됩니다. 일정한 시간이 지나도 젖멍울이 풀리지 않고 아프면서 몸에 열이 나면, 유선염이 온 것일 수 있으니 병원의 치료를 권합니다.

오른쪽 젖에 동그란 멍울이 생겼어요. 만져보면 열이 나고, 누르면 많이 아파요. 뜨거운 찜질을 하고 아기에게 젖을 수시로 물리는데도 없어지지 않아요. 젖몸살인가요?

부분적으로 유선염이 생긴 것 같습니다. 열이 나는 부분에 겨자찜질을 해준 다음 한 시간 후에 온찜질을 계속합니다. 온찜질을 한 후 멸균 가제에 죽염수를 적셔 염증 부위에 얹어 주면 증상이 개선됩니다. 그래도 아기에게 젖은 계속 먹여야 합니다. 자연요법을 해도 증상이 심해지면 병원에서의 치료를 권합니다.

문 젖몸살이 심해서 오른쪽 가슴을 째고 고름을 짰어요. 왼쪽 젖을 먹여도 될까요?

항생제를 드시지 않았다면 젖을 먹이셔도 됩니다. 유선염으로 인해 수술한 오른쪽 젖도 상처가 아물면 유선이 회복되어 다시 젖을 먹일 수 있습니다.

문 모유 양에 비해 아이가 먹는 양이 적은 탓인지 시간이 지나면 젖이 불어 아픕니다. 언제까지 이렇게 힘든가요?

젖이 불어 아프면 즉시 젖을 짜 1회용 젖병이나 모유 수유 팩에 넣어 냉동해 두면 됩니다. 백일 전후가 되면 먹는 양이 늘어나므로 젖이 남는 고민은 하지 않아도 됩니다. 아기는 생후 일주일이 다르고, 한 달 후 또 달라지며, 두 달이 지나면 먹는 양이 많이 늘어나는 등 변화가 나타납니다.

문 아기는 8개월이고, 젖은 아주 조금씩 잘 때만 물립니다. 그런데 오른쪽 유방이 붓고 누르면 많이 아픕니다.

잘 때만 물린다면 주로 아기는 무엇을 먹고 있는지요. 오른쪽 유방은 아기가 젖을 먹지 않아서 불어 아픈 것으로 보입니다. 이럴 땐 아기에게 빨리든가 빨리 젖을 짜낸 뒤 마사지와 온찜질을 해야 합니다. 이 상태를 방치하면 유선염에 걸릴 수 있습니다.

9개월까지 수유하고 젖을 끊었는데 그 다음부터 계속 젖꼭지가 짓무르고, 딱지가 앉습니다. 어떻게 해야 하나요?

수유를 하지 않는 상태라면 병원 치료를 받으시면 됩니다. 그전에 죽염수로 젖꼭지를 소독하고 통풍이 잘되도록 합니다. 그런데 젖을 끊었는데 젖꼭지가 짓무르는 경우는 드뭅니다. 대체로 엄마가 아토피 질환을 앓고 있으면 이런 증상이 오는데, 만일 엄마가 아토피라면 그에 대한 종합적인 대책이 필요하다고 생각합니다.

또는 특정 바이러스에 감염되었을 수도 있습니다. 바이러스는 정상적인 몸 상태에서는 나타나지 않다가 엄마가 피곤하거나 스트레스를 받는 순간 활동하기도 합니다. 병원 진단을 통해 원인을 찾아 대처해야 합니다.

 한쪽 젖꼭지가 갈라져 아기가 빨면 통증이 심합니다. 연고를 발라도 될까요? 모유 수유가 걱정입니다.

심하면 아프지 않은 쪽만 빨리고 아픈 젖꼭지에 연고를 발라둡니다. 젖을 완전히 비운 뒤 연고를 발라야 합니다. 심하지 않은 경우는 죽염수 소독 후 젖을 발라두는 것만으로도 증상이 개선됩니다.

아기는 이가 나기 전후 잇몸이 근질근질하여 엄마 젖을 물게 되는데, 이때부터는 젖꼭지 관리를 잘해야 합니다. 아기에게도 젖꼭지를 물면 엄마가 아프다는 사실을 반복하여 설명해야 합니다. 아기는 다 알아듣기 때문에 반복적으로 이야기하면 젖꼭지를 물지 않는답니다.

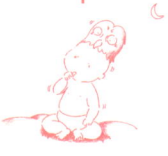

젖꼭지가 헐었어요. 어떻게 해야 하나요?

증상이 심하면 연고를 발라야 합니다. 젖꼭지가 헐면 젖을 빨릴 수 없기 때문에 유축기로 짜서 젖병에 넣어 먹입니다. 그리 심하지 않다면 죽염수 소독을 하고 젖을 짜서 바르도록 합니다. 그런 뒤 엽록소유제를 만들어 바르면 빨리 낫습니다.

 젖꼭지가 헐어서 아기가 젖과 함께 피를 먹은 것 같아요. 괜찮을까요?

양쪽 젖꼭지가 모두 헐어서 피가 날 정도라면 일시적으로 젖은 짜서 젖병에 넣어 먹이고, 젖꼭지 상처를 빨리 아물도록 조처를 취해야 합니다. 일시적으로 젖과 피가 조금 섞였다고 해서 크게 걱정할 것은 없습니다. 하지만 계속해서 젖꼭지가 헐고 피가 나면 곪게 되고, 고름 섞인 피를 먹게 되면 세균이나 바이러스가 젖을 통해 바로 아기에게 들어가므로 문제가 될 수 있습니다.

한쪽 젖만 헐었다면 아프지 않은 쪽 젖을 먹이면 됩니다.

 젖꼭지 상처를 빨리 아물게 하는 방법 있으면 알려 주세요.

심하지 않은 경우는 죽염수로 소독하고 꿀을 바르면 잘 아뭅니다. 이 방법으로도 잘 안 낫지 않으면 마그밀을 듬뿍 넣어 엽록소유제를 만들어 바릅니다. 그래도 안 되면 병원 치료를 하면서 자연요법을 병행하십시오.

일시적으로 젖과 피가 조금 섞였다고 해서 크게 걱정할 것은 없으나, 계속해서 젖꼭지가 헐고 피가 나면 곪게 되고, 고름 섞인 피를 먹게 되면 세균이나 바이러스가 젖을 통해 바로 아기에게 들어가므로 문제가 될 수 있습니다.

젖꼭지가 헐어 아픕니다. 유축기로 짜서 먹이고 있는데 젖의 양이 줄어들까 걱정입니다.

유축기로 짜서 먹이면 차츰 젖이 말라 갑니다. 그러니까 헌 젖꼭지를 원상회복하고 아기가 젖을 직접 빨아먹도록 해야 합니다.

 아토피 피부염이 있는 엄마입니다. 임신 후 증상이 번지기 시작하더니 유륜 전체에서 진물이 납니다. 병원에서는 젖을 물리는 것도, 짜서 먹이는 것도 안 된다고 하는데, 모유를 먹이고 싶습니다. 방법이 없을까요?

모유를 먹이고 싶은 엄마 심정은 충분히 이해할 수 있습니다. 그런데 엄마의 아토피 증상이 심하다면 모유 먹이기가 어렵지 않을까 생각합니다. 진물이 날 정도라면 모유 수유보다는 엄마의 아토피를 개선하는 것이 급선무로 생각됩니다. 음식을 조심하거나 풍욕, 중염수 소독, 엽록소유제를 바르는 등의 방법으로 아토피 증상을 개선해야 할 것 같습니다.

무엇보다 중요한 것은 임신 전 아토피를 먼저 치료하는 것입니다. 아토피가 심하면 임신이 잘 안 되는경우를 자주 보게 되는데, 임신이 되어 아기를 낳았다는 사실은 아토피가 심하지 않다는 것으로 해석될 수 있습니다. 우선 엄마 몸 상태 개선에 힘써 보시고 유방 상태를 보아가며 대처하면 어떨까 합니다. 증상이 심하지 않은 경우라면 음식 조절을 통해 모유 수유가 가능합니다.

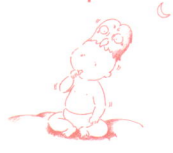

문 아토피가 있는 임산부인데요, 유두에 상처가 생겨 아물지 않습니다.

우선 죽염수로 상처를 확실히 소독하고 꿀을 바른 후 상태에 따라 마그밀을 듬뿍 넣어 엽록소유제를 만들어 바릅니다. 그리고 되도록이면 유기농 식품으로 영양을 섭취하도록 노력합니다.

 함몰유두

문 함몰유두인데요, 임신 중 어떻게 관리해야 하나요?

심하지 않은 함몰유두는 무리하지 않는 범위에서 젖꼭지를 잡아당기는 것을 반복하는 것만으로도 효과가 있습니다. 그러나 심하다면 함몰유두 교정기를 사용해야 합니다.

문 함몰유두라 유두교정기를 하루 30분에서 1시간정도 하고 있는데, 교정기를 빼면 한두 시간 있다가 다시 젖꼭지가 들어갑니다. 그럴더라도 계속하면 모유 수유를 할 수 있을까요?

함몰유두라고 해서 유선이 발달하지 않은 것은 아니므로 관리를 잘하면 젖을 먹일 수 있습니다. 함몰유두 교정기를 무리하지 않는 범위에서 사용해 효과를 본 임산부가 많이 있습니다.

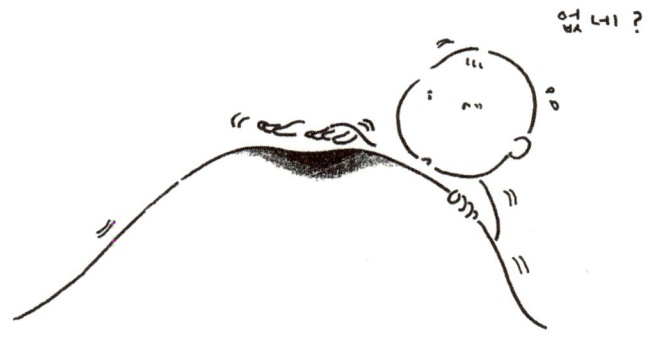 함몰유두라서 임신 기간 중 마사지를 열심히 했습니다. 그래서 젖꼭지가 많이 나왔는데요. 출산 후 아기가 빨면서부터 윗부분은 괜찮은데 아랫부분이 다시 들어가 버리네요.

출산 이후에도 함몰유두 교정기를 부분적으로 계속 사용해 보기 바랍니다. 아기가 젖을 빠는 힘이 점점 세지면서 함몰유두가 교정되는 경우도 있으니 조금 더 여유를 가지고 지켜보시길 바랍니다.

가슴은 작은데 젖꼭지는 크고 한쪽은 함몰유두입니다. 첫째 때는 계속 유축기로 짜서 먹였는데요. 백일까지밖에 못 먹였습니다. 아기에게 젖을 빨릴 수 있는 방법이 없을까요?

양쪽 다 함몰유두인 경우보다는 훨씬 긍정적인 상황이라고 생각합니다. 함몰유두 교정기를 꾸준히 사용해 보고 적극적으로 아기가 젖을 빨도록 하는 게 좋을 것 같습니다.

없네 ?

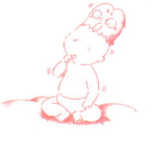

문 아기의 체중은 2.2kg입니다. 신생아실 간호사가 아기는 작고 제 젖꼭지가 크다며 어느 정도 클 때까지는 모유를 짜서 먹이라고 합니다. 짜서 먹이면 2~4시간 정도 자는데, 젖을 물리면 20분을 빨아도 5분도 안 되어서 깨고 보챕니다. 젖을 계속 물려야 할지, 아기가 조금 클 때까지 젖병에 짜서 먹여야 할지 고민입니다. 어떻게 하면 좋을까요?

신생아기들은 배꾸리가 작아서 젖을 자주 먹습니다. 이 경우에는 엄마의 젖꼭지가 큰 것이 문제이므로 간호사의 조언을 따르는 게 좋겠습니다.

젖떼기

문 젖은 언제 떼는 게 좋은가요?

젖은 자연스럽게 떼는 게 가장 좋습니다. 아기가 밥을 먹게 되면서 자연스럽게 젖에 대한 관심이 줄어갑니다. 이렇게 차츰 젖 먹이는 횟수를 줄이면 어렵지 않게 젖을 뗄 수 있습니다. 아기도 음식의 맛, 특히 물맛을 알게 되면 젖을 그다지 많이 찾지 않게 됩니다. 나중에는 아기는 젖을 놀잇감으로 여기게 되어 영양보다는 정서적 안정을 찾아 젖을 빨고, 만지게 된답니다. 젖은 영양적인 측면에서 최소 1년을 먹여야 하고 정서적 안정까지 고려하면 만 3년은 먹여야 한다고 생각합니다. 만 3년이 지나면 아이와 대화가 가능하기 때문에 무리 없이 젖을 뗄 수 있게 됩니다.

아기가 돌이 되었습니다. 이제 젖을 떼고 싶은데 어떻게 해야 하는지요?

젖을 떼기란 쉬운 일이 아닙니다. 젖을 떼기 전에 아기의 먹을거리를 제대로 마련해 놓는 것이 무엇보다 중요합니다. 젖보다 훨씬 맛있는 음식이 이 세상에 많다는 것을 아기가 알게 되면, 아기 마음속에 젖떼기 준비가 된다고 봅니다.

엄마도 젖을 떼려면 서서히 먹는 양을 줄이고 식혜(엿기름물) 등을 넉넉히 먹어 젖을 줄여 가야 합니다. 젖을 떼면서 단식을 하게 되면 젖이 빨리 마릅니다. 단식할 때 산야초효소 희석액 대신 엿기름을 많이 넣어 식혜를 해먹으면 무리 없이 젖을 뗄 수 있습니다.

젖을 갑자기 떼는 것은 아기에게 무리입니다. 만 세 돌 전에 젖을 떼려면, 한 사흘 정도 아기가 보채고 울더라도 엄마가 마음을 굳게 먹어야 합니다. 아기가 심하게 보챈다고 다시 먹이는 것을 반복하면 젖을 떼기가 점점 어려워집니다.

 서서히 젖을 떼고 싶은데 어떻게 해야 하는지요?

'서서히 젖을 뗀다'는 것은 '자연스럽게 젖을 뗀다'는 말과 같은 표현이라고 봅니다. 서서히 젖을 떼는 데는 특별한 준비가 필요하지 않습니다. 아기가 음식을 통해 영양을 공급받으면서 젖에 대한 관심이 떨어지고, 엄마 젖의 양도 서서히 줄어드는 것입니다. 가장 중요한 것은 아기에게 엄마 젖이 아닌 다양한 음식 맛을 알게 해주는 것이 아닐까 생각합니다.

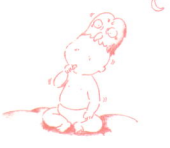

문 젖에 쓴 약을 바르는 것이 젖을 떼는 데 도움이 되나요?

젖을 떼는 과정에서 우연히 빨은 젖이 쓰다면 다시는 젖을 빨고 싶지 않아질 겁니다. 그런 의미에서 효과가 있다고 봅니다. 시각적 효과를 위해 빨간색 약 등을 발라 보여주는 것도 같은 의미입니다.

재수유

문 아기가 병원에 입원하는 바람에 일주일 동안 젖을 못 물렸습니다. 경황이 없어 젖을 짜내지 못해 젖이 말라 가는데요. 다시 모유를 먹일 수 있는 방법이 없을까요?

이 책의 제3부에 보면 재수유 경험담이 있습니다. 일주일 정도 젖을 못 먹여 젖이 마른 거라면 재수유가 가능할 것 같습니다. 엄마가 영양섭취를 충분히 하고 아기에게 젖을 자주 빨리면 젖은 다시 돌게 됩니다.

문 제왕절개로 아기를 낳았는데요. 상처 부위가 잘 아물지 않아 재입원하는 바람에 분유를 먹였습니다. 다시 모유를 먹이고 싶은데 쉽지가 않네요.

재수유는 쉬운 일이 아닙니다. 하지만 모유생성유도기 등을 활용하여 노력하면 다시 젖을 먹일 수 있습니다.

기타

 모유를 먹인 후에도 트림을 시켜야 하나요?

분유는 반드시 트림을 시켜야 하지만, 모유를 먹일 경우에는 생략해도 된다고 생각하는 엄마들이 많은 것 같습니다. 그러나 모유 수유시 가끔 엄마 젖꼭지와 아기 입 사이에 틈이 벌어져, 젖과 함께 공기가 들어갈 수 있으므로 반드시 트림을 시켜야 합니다. 트림을 시키지 않으면 젖을 토하거나 소화기에 찬 가스때문에 아기가 보채게 됩니다.

 아기가 젖을 먹고 자주 토합니다.

젖을 토하는 이유는 크게 세 가지입니다. 젖을 먹이고 트림을 시키지 않았거나, 과식을 했을 경우입니다. 그리고 세균 등의 감염으로 소화 장애를 일으킨 경우를 들 수 있습니다. 세균 등에 감염된 경우는 아기가 젖을 빨지 않으려 하고, 울고 보채며 변 상태가 좋지 않습니다. 변에 코 같은 이물질이 섞여있거나 변을 보는 횟수가 급격히 늘어나면, 일단 장염 등을 의심해 보아야 합니다. 이럴때는 즉시 병원 진단을 받아 보는 게 좋습니다.

트림을 시키지 않았거나 과식한 경우에는 토하고 나면 오히려 아기가 편안하게 잘 자게 됩니다.

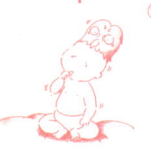

문 아기가 황달인데요. 병원에서 당분간 모유를 먹이지 말라고 합니다.

약한 황달은 상관없지만 황달이 심한 경우는 일시적으로 젖을 끊어야 합니다. 이런 상황에서는 규칙적으로 젖을 짜서 황달 증상이 완화된 후 젖을 먹일 수 있도록 준비합니다.

문 아기가 황달인데요. 조금 심하다고 병원에서 3일 정도 분유를 먹이라고 합니다. 아기가 분유를 먹으면 토하는데 어떻게 하죠?

일시적으로 젖을 끊는 것이므로 분유보다는 흰쌀미음을 먹이는 것이 어떨까 생각합니다. 흰쌀미음을 먹고 토하는 경우는 거의 없습니다.

문 아기가 모유를 먹고 설사를 합니다.

모유를 먹으면 먹는 횟수만큼 변을 보게 되는데, 보통 모유를 먹는 아기들의 변은 분유를 먹는 아기들에 비해 무릅니다. 변이 좀 무르더라도 아기가 잘 먹고, 잘 놀면 걱정하지 않아도 됩니다.

문 아기가 젖을 먹을 때마다 변을 보는데 괜찮은 건가요?

체중이 꾸준히 늘고 아기가 잘 먹고, 잘 놀면 걱정하지 않으셔도 됩니다. 아기들은 소화기가 완전히 자리잡지 않아 거의 일자형으로 되어 있는 상태라고 합니다. 그러니까 먹으면서 변을 보는 경우가 생기게 되는 것입니다.

아기가 크면서 변을 보는 횟수는 줄어듭니다.

 설사와 모유로 인한 묽은 변은 어떻게 구별하나요?

묽은 변(설사) 중에 걱정하지 않아도 되는 변과 병원 처치가 필요한 변의 차이가 궁금하신 게 아닌가 싶습니다. 아기가 모유를 먹고 묽은 변을 볼 때는, 변을 보면서 보채거나 울지 않습니다. 변은 묽을 지라도 잘 먹고, 잘 놀고, 잘 잡니다. 변을 보는 횟수도 하루 7~8회 정도를 넘지 않습니다.

그러나 장염 등으로 인한 설사는 횟수가 매우 많고, 거의 물 같은 변을 보거나 코 같은 이물질이 섞여 있습니다. 때로는 피똥을 싸기도 하고, 아기가 젖을 빨려고 하지 않으며 심하게 울고 보챕니다.

 젖을 후유(後乳)까지 빨리지 않으면 설사를 하나요?

일반적으로 후유로 갈수록 젖이 진해집니다. 젖의 진하기는 지방질 함유량에 따라 결정된다고 합니다. 아기의 장이 튼튼하다면 설사와 후유 섭취는 크게 관련되어 있지 않다고 봅니다.

 임신한 지 13주째인데, 25개월 된 큰아이가 아직 젖을 먹고 있습니다. 모유 수유를 중단해야 하나요?

임신하고 나면 엄마 몸은 뱃속 아기 키우기를 위해 전력을 다 합니다. 그런데 젖까지 계속 먹이게 되면 엄마 몸에 무리가 많이 갑니다. 아쉽더라도

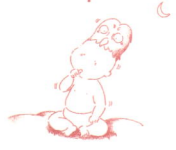

젖은 반드시 끊으셔야 한답니다.

문 모유 수유 하는 동안은 임신이 되지 않나요?

모유 수유를 하게 되면 엄마는 모유를 만드는 데 역량을 집중하게 되므로 생리를 할 여력이 없어진답니다. 그래서 아기가 젖을 많이 먹는 동안은 생리를 하지 않게 됩니다. 그러나 생리를 하지 않는 기간은 아기의 먹는 양, 엄마의 건강 상태 등에 따라 개인차가 있답니다.

문 출산한 지 2개월 만에 생리를 했습니다. 모유 수유 하면 생리를 안 한다고 하던데요.

요즘 젊은 엄마들은 영양 상태가 좋아서 모유 수유를 해도 생리를 하는 경우가 있습니다. 예전 우리 어머니들은 영양섭취를 제대로 하지 못하여 젖을 먹이는 동안 생리 할 여력이 부족했던 것 같습니다.

문 모유 수유 9개월째인데 아직 생리를 하지 않아요.

엄마의 건강 상태, 영양 섭취 정도에 따라 생리를 시작하는 시기가 달라집니다. '수수팥떡'에서 보면 모유 수유 중 아기가 백일 되었을 때 생리를 한 경우가 있는가 하면, 24개월이 넘어 생리를 시작한 사람도 있습니다.

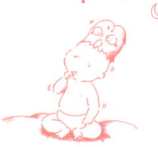

문 엄마가 아토피가 있는데 모유를 먹여도 되나요?

전적으로 아토피의 정도에 따라 결정해야 할 문제로 보입니다. 약한 아토피라면 충분히 젖을 먹일 수 있습니다. 그러나 젖꼭지가 무를 정도의 심한 아토피라면 우선 아토피 증상을 개선해야 합니다.

문 손과 팔뚝에 사마귀가 나서 레이저 치료로 없앴는데 또다시 납니다. 사마귀가 바이러스균이라고 하던데, 아기한테 혹시 사마귀가 날까 봐 걱정입니다. 모유를 먹여도 될까요?

사마귀는 크게 양성종양인 것과 바이러스성으로 나눌 수 있습니다. 사마귀는 피부 일부가 딱딱하고 거칠게 튀어나온 상태를 말하는데 신체 거의 모

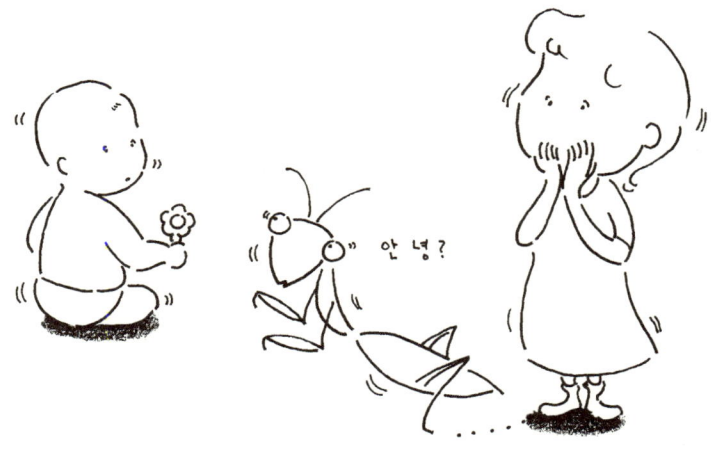

든 부위에 생기며 특히 손과 발에 많이 나타납니다. 그중 바이러스성 사마귀는 접촉에 의해 전염됩니다. 수유부의 경우 사마귀가 생기면 즉시 레이저 치료 등을 받아 없애는 것이 좋습니다.

엄마는 아이와 24시간 있게 됩니다. 그런데 엄마 손의 사마귀가 바이러스성이라면 문제가 될 수 있습니다. 모유를 먹일 때보다 목욕시킬 때, 옷 입힐 때 아기 피부와 접촉하기 때문입니다. 그러므로 수유부의 경우 사마귀가 생기면 즉시 병원 처치를 받아 없애버리는 게 좋겠습니다.

바이러스성 사마귀가 아니라면 일단 전염을 염려하실 필요는 없답니다.

문 모자동실일 경우 감염의 위험이 있다고 하던데요?

예전에 우리 어머니들은 아기를 낳으면 새끼줄에 숯을 꽂아 집 안팎에 걸어 두었습니다. 새끼줄과 숯의 공기정화 작용을 통해 안 좋은 물질로부터 아기를 보호하려는 지혜였습니다. 또한 새끼줄은 이웃에게 출생을 알리는 신호이기도 했습니다. 아기를 낳았으니 출입을 자제해 달라는 '사발통신'인 셈입니다. 더불어 사람의 출입을 막아 세균 등의 가내 이입을 막기 위한 궁리이기도 했습니다.

모자동실이든 신생아실이든 최대한의 위생시설을 갖추는 등 조심을 하면 됩니다. 오히려 모자동실에 있는 동안 집안 식구 이외의 출입을 삼가도록 하는 것이 더 중요하지 않을까 생각합니다. 모자동실이어도 위생 관리만 잘하면 감염의 위험은 적어집니다. 더 중요한 것은 낯선 세상에 엄마를 만나러 온 아기가 엄마와 떨어져 있음으로써 느낄 정서적 불안을 막는 것입니다. 아기는 세상에 태어나면 엄마와 함께 있어야 합니다. 엄마와 함께 있는 아기는 정서적으로 안정되어 세균에 대한 저항력도 강해진다고 합니다.

문 2년 전 유방 확대 수술을 받았습니다. 시술시 의사는 모유 먹이는 데 아무 지장이 없다고 했는데 정말 괜찮을까요?

유방확대 수술시 보형물은 유선조직 밑 가슴근육 밑에 넣어 준다고 합니다. 당연히 유방 확대 수술을 할 때 전문의라면 보형물이 유선이나 유관, 유두를 손상하지 않도록 세심한 주의를 기울입니다. 한마디로 유방 확대 수술을 해도 젖먹이는 데는 지장이 없습니다.

문 모유 수유를 하고 있는데 파마나 염색을 해도 되나요?

피부는 우리가 생각하는 것보다 범위가 훨씬 넓습니다. 머리카락도 숨을 쉬고 있고 파마약이나 염색약이 두피를 통해 소량일지라도 흡수될 수 있다고 합니다. 아무리 순하게 만든다고 하여도 파마나 염색약은 자극적이기 때문에 꼭 필요한 경우가 아니면 피하는 게 좋습니다.

문 모유를 먹이고 있는데 정장제를 따로 먹여야 하나요?

모유를 먹이고 엄마가 음식을 조심하면 따로 정장제를 먹일 필요가 없습니다. 그러나 아기가 장이 약해 설사와 변비를 되풀이할 때에는 전문가와 상의하여 정장제 먹이기를 고려할 수 있습니다.

> 피부는 우리가 보통 생각하는 것보다 범위가 훨씬 넓습니다. 머리카락도 숨며, 있고 파마약이나 염색약이 두피를 통해 소량일지라도 흡수될 수 있다고 합니다.

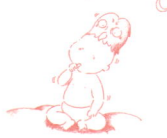

문 회음부 절개한 곳에 염증이 생겨 병원에 갔더니 치료 때문에 당분간 모유를 먹일 수 없다고 합니다. 그 동안 하루에 한 번만 분유를 먹이고 나머지는 모유를 먹였는데요. 당장 오늘부터 분유만 먹여야 할 것 같습니다. 이렇게 갑자기 바꿔도 되는지요?

치료 과정에서 항생제가 모유에 미칠 영향을 우려한 조치입니다. 항생제의 종류가 문제인데, 증상이 심해 강한 항생제를 쓰게 되면 젖은 짜서 버리는 것이 좋다고 합니다.

비록 치료 기간 동안 젖을 먹이지 못하더라도 규칙적으로 젖이 차면 짜주어야 합니다. 그래야 모유가 줄지 않고 치료 후 다시 모유 수유를 할 수 있습니다. 매실 농축액 등을 희석한 물로 질을 세척한 뒤 죽염수로 소독해주면 상처가 빨리 아물게 되므로 참고 바랍니다.

이유식 관련

문 이유식은 언제부터 시작하면 좋을까요?

젖이 충분한 경우는 만 6개월까지 모유만 먹이고, 만 6개월 이후부터 본격적으로 이유식을 하면 됩니다. 백일이 지나면 아이들은 음식에 관심을 보이기 시작하는데, 백일 이후부터 극소량의 굴즙 등을 물에 희석해 먹일 수 있습니다. 하지만 이를 본격적인 이유식이라고 말하기는 어렵습니다.

물론 이유식 시기도 개인차가 있습니다. 평균 만 6개월 이후 이유식을 시작합니다. 아기 소화력에 따라 흰쌀미음부터 시작하여 성장속도에 따라 차츰 농도를 짙게 하여 만 8개월이 되면 죽을 먹입니다. 흰쌀미음을 먹기 시작하면서 과즙이나 녹즙도 규칙적으로 먹이기 시작하면 됩니다.

문 4개월 된 아기인데 분유를 먹이고 있어 이유식을 빨리 시작하고 싶습니다. 오곡가루로 분유를 대신할 수 있나요?

'수수팥떡'은 기본적으로 모유 수유를 권장합니다. 하지만 모유가 잘 나오지 않는 경우 오곡미음과 녹즙으로 키울 것을 권하고 있습니다. 그러나 아기 먹을거리는 아기에게 맞아야 하므로 신중하게 접근해야 합니다.

오곡가루미음과 녹즙으로 아주 잘 큰 아이들이 있는 반면, 발육이 부진한 경우도 있었습니다. 그러므로 아이 특성에 맞게 엄마가 먹을거리를 찾아야 합니다. 분유 대신 국산콩 두유를 먹일 수도 있으니 참고 바랍니다.

문 만 4개월 된 아기입니다. 젖이 모자라 오곡가루 미음을 주려고 하는데 간을 해야 하나요?

오곡미음을 끓일 때 멸치, 다시마, 새우, 버섯 등을 넣어 우려낸 물에 끓이면 따로 간을 할 필요가 없습니다.

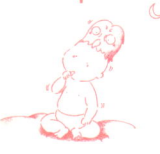

문 아기에게 오곡가루를 꿀을 타서 먹여도 되나요?

  생오곡가루를 물에 풀어 꿀을 타 먹일 수 있는 월령은 12개월 이후입니다. 그리고 꿀은 열이 많은 체질의 아기에게 권할 것은 아닙니다.

문 30개월 된 아이에게 두유에 오곡가루를 생으로 타서 먹여도 되나요?

  돌이 지나면 생오곡가루를 두유나 우유에 타 먹여도 됩니다. 물론 아이의 소화상태에 따라 시기의 차이가 있습니다.

문 8개월 된 아기입니다. 젖을 떼고 난 후 아기의 주식은 무엇으로 하나요? 이유식만 먹이는 것인가요? 두유나 오곡가루 등을 먹여야 하는지요?

  8개월이면 여러 가지 죽을 먹여 볼 수 있는 월령입니다. 그리고 두유도

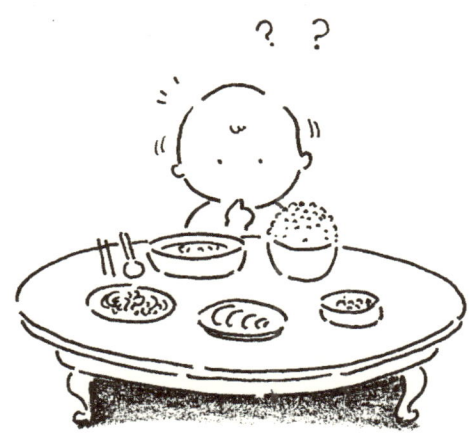

먹일 수 있습니다. 아기 기호에 따라 오곡가루미음을 끓여 식혀 두유에 섞여 먹여도 됩니다. 아기에게 맞는 음식은 엄마가 찾아야 합니다.

📢 3개월 된 아기에게 사과즙을 먹이려는데, 물에 희석해서 먹여야 하나요?

굳이 3개월부터 무리해서 과즙을 먹일 필요는 없습니다. 그러나 아기가 관심을 보이면 물에 희석하여 먹이다가 아기 변 상태에 따라 물의 양을 줄이면 됩니다. 대개 5개월 전후쯤에 귤즙을 그냥 먹을 수 있게 됩니다.

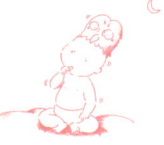

나는 이렇게
완전모유수유 했어요.

간염과 당뇨를 극복하고 모유 수유에 성공한 이야기부터 직장을 다니며 수유하고 있는 엄마의
경험담까지, 모유 수유 성공 사례를 중심으로 글을 모아 보았다.

출퇴근하며 모유 먹이기

의연 엄마 **구은영**

        모유 수유의 크고 작은 어려움을 넘기며 아기에게 젖을 먹이는 것은 단순히 영양을 전달하는 것이 아님을 깨달았다. 아기는 엄마의 정성과 사랑으로 몸과 마음이 크고, 엄마는 진정한 어머니, 어른으로 거듭나는 과정이 바로 모유 수유라는 생각이 들었기 때문이다.

    집안일 하랴, 직장 다니랴 정신없는 초보 엄마에게 아기를 안고 젖 먹이는 시간은 더없이 행복한 시간이다. 눈을 말똥말똥 뜨고 엄마와 눈을 맞추며 젖을 빠는 아가의 얼굴은 굉장히 사랑스럽다.

    2003년 2월 27일. 의연이는 몸무게 3.9kg으로 건강하게 태어났다. 결혼한 지 3년 만에 기다리던 아기를 가졌기에 몸 관리에 무척 신경을 썼다. 평소 우유를 마시지 않았고 분유의 식품안정성을 신뢰하지 않았기 때문에 당연히 모유를 먹이겠다고 마음을 먹었다. 친정엄마가 다섯 남매를 젖을 먹여 키우셨기 때문에, 모유

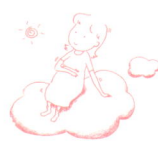

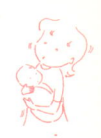

수유에 대해 특별히 걱정하지는 않았다. 그래도 준비는 해야 할 것 같아 풍욕과 냉온욕을 하며 가슴 마사지 정도는 했다.

『황금빛 똥을 누는 아기』와 모유 수유 방법에 대한 책을 읽으며, 젖 먹이는 자세와 유방 관리 등 출산 후 모유 수유를 위한 몸과 마음의 준비를 해나갔다. 한데 임신 7개월이 되어서야 모유 수유에 성공하려면 모자동실이 되는 병원을 택해야 한다는 사실을 알았다. 그때까지 나는 수원에서 평촌에 있는 병원으로 진료를 받으러 다녔다. 산부인과 전문병원으로 시설 좋기로 유명한 곳이었다. 하지만 모자동실이 되지 않는다고 해서 병원을 옮기기로 결심했다.

모자동실 병원으로 옮기고 나서

그리고는 인터넷에서 수원에 있는 산부인과를 검색해 메일을 보내고, 전화 통화를 하며 직접 찾아갔다. 그리고 엄마 젖이 돌 때까지 아기에게 보리차만 먹일 수 있다는 모자동실 병원으로 옮겼다. 의사는 엄마 젖이 도는 데는 3일 정도 걸리지만 빈 젖이라도 아가에게 빨리면 젖이 빨리 돈다며 자주 젖을 물리라고 조언했다. 그리고 진료 기록서에 아가에게 '분유를 먹이지 말고, 물만 먹일 것'이라고 적었다.

평소 걷기와 합장합척운동을 열심히 한 덕분인지 분만실에 들어간 지 15분만에 우리 의연이를 세상에 내놓았다. 낳자마자 가슴에 안고 젖을 빨리지는 못했지만 만지면 부서질 것 같이 작은 아가를 보는 것만으로도 신기했고 표현할 수 없는 감동이 말려왔다.

얼마 후 하얀 배냇저고리를 입고 싸개에 폭 싸인 아기가 회복실의 엄마 곁으로 왔다. 나는 간호사에게 다시 한번 분유를 주지 말 것을 얘기했다. 간호사는 태어나서 여덟 시간은 원래 아무것도 먹이지 않는다고 했다. 바로 젖을 물리고 싶

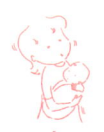

었지만 앉아 있는 것도 힘들었고, 친정엄마가 유두에 있는 딱딱한 부분들을 떼어내고 물려야 한다고 하셨다. 유두를 막고 있는 딱딱한 각질 같은 것을 떼어내지 않으면 젖이 나오지 않아 아가도 힘들고, 엄마도 젖꼭지가 아프다고 했다. 옛날에는 산모가 미역국을 먹을 때 미역국 국물을 조금씩 묻혀 젖꼭지를 불려서 떼어냈다고 한다.

젖꼭지도 불리고 젖도 빨리 돌게 하기 위해 뜨거운 타월을 유방에 얹고 마사지를 했다. 마사지는 남편 몫이었다. 태교할 때부터 많은 부분을 함께한 남편은 모유 먹이기에 공감했고, 출산 후 자신이 할 일에 대해 어느 정도 준비를 하고 있었다.

아기에게 젖을 물렸다. 물론 젖은 돌지 않았지만 조심스레 아가를 안고 책에서 본대로 유륜까지 깊숙이 아기에게 젖을 물렸다. 아무것도 나오지 않자 아기는 조금 빨다 젖꼭지를 밀어냈다. 병원에서는 탈수가 우려된다며 젖병에 포도당을 넣어 먹여 주었다.

아가는 엄마 빈 젖을 빨고 포도당을 먹으며 그렇게 하루를 보냈다. 그런데 그날 밤부터가 문제였다. 배가 고픈지 조금 자다가 깨서는 울어대는 것이었다. 엄마 젖이 돌 때까지 보리차만 먹이며 단식을 시키겠다고 굳게 마음먹었던 남편과 나는 배가 고파 흐느끼는 아가의 울음소리에 마음이 흔들렸다. '어떻게 사흘을 버틸까' 까마득했다.

아가가 울면 우선 젖을 물린 다음 보리차를 먹였다. 여전히 젖은 돌지 않았고 말간 물만 몇 방울 나오는 정도였다. 남편과 나는 마음이 초조해졌다. 밤에는 우는 아가를 돌보느라 고생인 간호사에게 미안했다. 다행히 병원 회복실에는 우리밖에 없었고, 간호사와 소아과 담당 의사는 싫은 내색 않고 아가를 돌보아 주었다. 덕분에 아가는 제법 많은 양의 태변을 여섯 번이나 보았다.

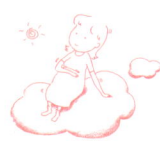

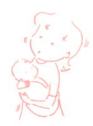

출산 후 닷새 만에 젖이 돌다

의연이를 낳고 닷새가 되어서야 본격적으로 젖이 돌았다. 남편과 나는 너무 기뻐 환호성을 질렀고 그 동안 배고픔을 잘 견뎌준 아가에게 감사했다. 아가가 원할 때마다 수시로 젖을 물리며 자식을 배불리 먹일 수 있다는 게 얼마나 감사한 일인지 실감했다.

한데 젖이 돈다고 마냥 좋지만은 않았다. 갑자기 유방이 딱딱하게 굳고 멍울이 생기며 아파 왔다. 젖몸살인가 하는 생각에 덜컥 겁이 났다. 젖몸살로 온몸에 열이 올라 응급실에 실려 갔었다는 선배 언니의 말이 떠올라 더욱 걱정되었다. 남편은 스팀 타월을 만들어 유방에 얹고 열심히 마사지 해 주었지만, 눈물이 날 정도로 아팠다. 20~30분 정도 주무르자 조금 풀어졌으나 젖멍울은 열흘 정도 계속되었다.

젖을 먹이기 위해서는 먹는 것은 물론 몸 관리에도 신경을 써야 했다. 먹기 싫어도 아이에게 젖을 주기 위해 먹었고, 몸이 아파도 앓을 수가 없었다. 내가 아파 약을 먹게 되면 의연이에게 젖을 먹일 수 없기 때문이다. 음식도 가려 먹었다. 엄마가 좋은 음식, 깨끗한 음식을 먹어야 '약젖'이 되기 때문이다.

의연이는 태열이 있는 편이라 나는 육류와 가공식품을 먹지 않았다. 미역국이나 된장국을 주로 먹으며 두유와 두부, 생선 정도만 먹었다. 향긋한 커피와 아이스크림, 수입 밀가루로 만든 과자와 빵의 유혹을 뿌리치고 간식은 주로 떡과 과일을 먹었다. 어른들은 고기를 먹지 않아 '엄마 젖이 부실한 것 아니냐'고 걱정하셨지만 의연이는 튼실하게 쑥쑥 잘 자랐다. 음식을 조절하고, 풍욕을 하며 젖을 발라 주었더니 4개월 정도 되자 태열이 차차 가라앉았다.

처음 한 달은 아기가 원할 때마다 젖을 물렸다. 아기는 수시로 젖을 찾았다. 젖

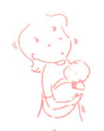

은 양이 많았고 의연이는 잘 먹고 쑥쑥 자랐다. 석 달까지는 두 시간에 한 번 씩 젖을 먹였다. 말이 두 시간이지 젖을 먹이고 나면 금방 또 젖 먹일 시간이 되었다. 아기 기저귀 갈고, 젖 먹이고, 밥 챙겨 먹으면 하루가 다 갔다.

엄마 젖을 힘껏 빨고 있는 아가를 보면 행복했다. 백일이 지나니 젖 먹이는 데 리듬이 생겼다. 3시간에서 3시간 30분에 한 번씩 먹였다. 4개월째부터는 4시간에 한 번씩 젖을 먹였다. 나머지 시간에는 잘 놀고, 잘 잤는데, 특히 밤에도 깨지 않고 잘 잤다. 아기가 새벽에 일어나지 않았기 때문에 큰 어려움 없이 밤중 수유를 끊을 수 있었다. 하지만 보름 정도는 새벽에 불은 젖이 단단하게 굳어 고생했다. 새벽 3~4시에 일어나 젖을 한 번씩 짜고 자야 했다. 귀찮더라도 젖이 불어 단단하게 뭉치면 따듯한 타월로 마사지하고 짜준 덕에 애 낳기보다 더 힘들다는 젖 몸살을 무사히 넘길 수 있었다.

모유성 황달도 극복하고

하지만 모유를 먹이는 일이 쉽고 순탄하지만은 않았다. 몇 번의 고비가 있었던 것이다.

첫 번째 고비는 황달이었다. 황달이 3주 정도 계속되어 병원에 갔더니 모유성 황달이라며 모유를 먹이지 말라고 했다. '분유를 먹일 생각이 전혀 없는데 모유가 아니면 무얼 먹이냐'고 했더니 의사가 황당한 얼굴로 쳐다봤다. 의사는 나의 의지를 알았는지 그다지 심한 편은 아니니 모유를 먹이려면 먹이라고 했다. 집에 돌아와 젖을 먹이며 하루 한두 번 풍욕을 시켰더니 차차 좋아졌다.

두 번째 고비는 묽고 잦은 변이었다. 아기가 변비는 아니었으나 신생아 때부터 변을 볼 때 자주 울었다. 그러다 두 달 정도 되자 변을 너무 자주, 묽게 봐서 엉덩

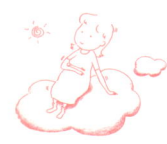

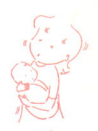

이가 마를 날이 없었다. 항문 주변이 늘 짓물러 있어 닦아줄 때마다 아파했다. 똥을 하루에 열 번 정도 묽게 지려 설사가 아닌가 걱정이 되었다. 시어머니는 물젖이어서 그런 게 아니냐고 했다. 걱정스러운 마음에 변을 본 기저귀를 들고 병원에 갔다. 병원에서는 설사는 아니니 안심하라며, 엄마의 젖이 많아 묽은 전유만 먹고, 뒤에 진한 젖을 먹지 않아 변이 묽은 것이라 했다. 한쪽 젖을 15~20분 정도 충분히 빨게 한 후 다른 쪽 젖으로 바꿔 먹이라 했다. 그 후 한쪽 젖을 충분히 빨게 했고, 아가가 젖을 물고 잠들면 깨워서 또 먹이고 했다. 변 보는 횟수는 하루 2~5회 정도로 줄어들었고 묽기도 좀 나아졌다.

세 번째 고비는 나의 출근이었다. 출산 4개월 후 다시 출근을 하게 되었다. '아기 잘 키우는 게 가장 중요한 일이고, 남는 일'이라는 친정엄마의 만류를 뿌리치고 출근을 했다. 아이와 나 자신을 위해서 육아와 일, 둘 다 열심히 해보겠다고 마음을 굳게 먹었지만, 직장 다니며 모유를 먹이는 일이 쉽지 않았다. 하루 두 번 직장에서 그리고 새벽에 일어나 젖을 짜야 의연이가 먹는 양을 맞출 수 있었다. 짜낸 젖은 잘 밀봉하여 냉장고에 넣어 두었다가 다음날 젖병에 담아 먹였다.

의연이가 젖병을 빨지 않을까 걱정스러워 출근하기 일주일 전부터 하루 한 번씩 연습을 했다. 미리 짜서 얼려둔 젖을 가지고 시어머니께 갔다. 어머니도, 의연이도 미리 연습하고 적응할 시간이 필요하다는 생각에서였다. 다행히 의연이는 젖병에 있는 젖을 잘 빨아 먹었다. 마음이 짠하기도 하고, 대견하기도 했다.

하지만 출근 첫날 사정이 달라졌다. 출근 후 걱정이 되어 집에 전화를 했더니 의연이가 울며 보채기만 하고, 12시가 넘도록 젖병을 빨지 않는다는 것이다. 마음이 아프고 의연이가 안쓰러워 눈물이 났다. 직장 선배들은 처음엔 다 그러니 속상해 하지 말라며 보통 사흘에서 일주일은 고생해야 할 거라고 했다. 오후에 다시 전화를 했더니 두시가 다 되어 처음 젖을 먹었다고 했다. 의연이에게 고마웠다.

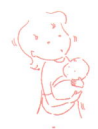

시어머니도 아기가 병을 잘 빨자 너무 기특하고 고마워 눈물을 흘리며 먹이셨다고 한다.

퇴근 후 집에 도착했지만, 의연이는 한 시간 동안 엄마와 눈도 맞추지 않고 내가 얼굴을 들이대면 고개를 획획 돌려댔다. 엄마 젖을 물고 마음껏 빨고 나서야 화가 풀렸는지 눈을 맞췄다. 일주일을 예상했던 의연이의 '단식투쟁'은 하루 만에 막을 내렸고 젖병도 잘 빨고, 잘 놀았다.

출 · 퇴근하며 모유 먹이기

직장에서 오전 11시와 오후 4시에 젖을 짰다. 처음에는 시간 맞춰 짜지 않으면 젖이 흘러 옷이 젖는 경우도 있었지만 점차 양이 줄어 의연이가 먹는 양도 맞추기 힘들었다. 한 번 짤 때 100~150cc 정도 나오고 몸 상태가 안 좋거나 밤에 짤 때는 50~80cc 정도 밖에 안 나왔다. 짜낸 젖은 우선 사무실 냉장고에 보관했다. 사무실에서 집까지는 1시간 40분이 넘게 걸려서 아이스 백에 시원하게 '모시고' 갔다. 매일 '아이스 백'을 메고 출 · 퇴근길 지하철을 누벼야 했다. 하지만 불편함과 번거로움보다는 엄마 젖을 먹일 수 있다는 기쁨과 감사의 마음이 더 컸다.

젖을 짤 때는 작은 전동 유축기를 사용했는데 잘 짜지지 않아 손으로 거들어야 했다. 때문에 손목이 욱신거려 아기를 안는 것조차 힘들 때가 있다. 몸은 피곤했고, 잠도 부족해 힘들었다. '낮에만이라도 젖을 먹이지 말까' 하는 생각도 했었지만, 분유를 먹이는 게 내키지 않아 다시 마음을 고쳐먹었다. 그리고 책상머리에 붙여놓은 의연이의 사진을 보며 마음을 다잡고 젖을 짰다.

의연이는 오전 5시, 7시 30분에 젖을 먹고, 9시에 과일즙을 먹었다. 그리고 11시와 3시에는 짜 놓은 모유를 먹고, 7시와 10시에는 젖을 먹었다. 한 번 먹는 양은

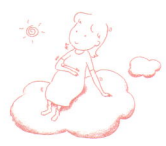

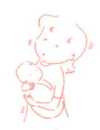

180~200cc 정도였다. 하지만 아침을 여유있게 먹거나, 밖에서 미역국을 챙겨 먹기도 어려웠기 때문에 점차 양이 줄어들었다. 그래서 4개월 반 정도부터 이유식을 시작했다. 다시마, 표고버섯, 무, 당근, 호박 등을 넣고 다시물을 내어 흰쌀미음을 끓여 먹였다. 4~5일 단위로 양을 늘렸고, 어느 정도 익숙해진 후에 오곡미음으로 바꾸어 먹였다. 시어머니가 의연이를 돌봐주셨기 때문에 아침에 미음을 쑤어 보온병에 담아 갖다 드렸다.

5개월부터는 젖의 양이 많이 줄어(낮에 130cc씩 두 번) 우리콩 두유를 생수에 1:1로 섞어 100cc 정도 먹였다. 모자라는 젖은 이유식과 두유로 채워 나갔지만 먹는 양이 적어서인지 의연이는 변을 시원하게 보지 못했다. 그래서 하루 한 번 씩 당근즙을 내어 50~80cc 정도 먹였다.

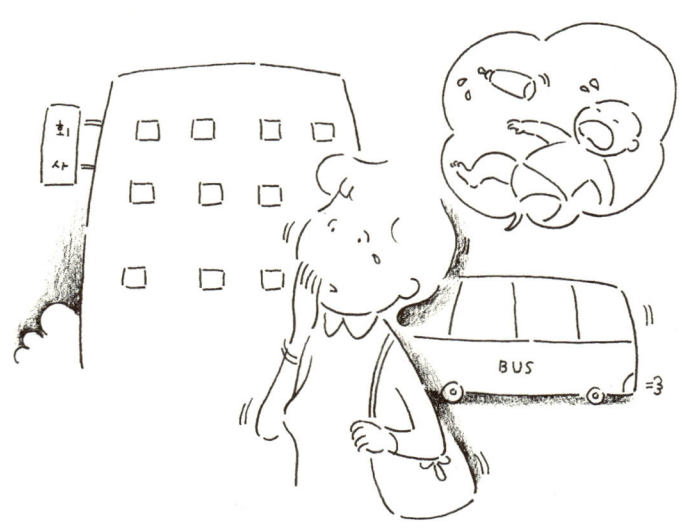

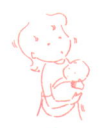

　6개월 무렵에는 이유식에 꽤 익숙해져 오곡가루에 애호박, 당근, 시금치, 두부 등을 다져 죽을 쑤어 주었다. 단호박죽, 고구마죽, 감자죽, 채소죽, 잣죽 등 가리지 않고 모두 잘 먹었으나 갑자기 두유를 거부하기 시작했다. 조청, 산야초효소, 배즙 등을 넣어 달착지근하게 해줘도 전혀 먹지 않고 짜증을 부렸다. 결국 두유 먹이는 건 포기하고 이유식을 한 번 더 먹였다. 낮 시간 동안 의연이는 엄마 젖 한 번(130cc), 이유식 세번(각 2/3컵), 오전에 사과 또는 배 한 쪽 간 것, 산야초효소 희석한 물(400cc) 정도를 먹으며 보냈다.

　8개월 반 정도부터는 낮에는 젖을 먹이지 않고 이유식만 먹였다. 젖이 잘 불지 않았고, 손목도 너무 아파 젖을 짜기가 힘들었기 때문이다. 대신 아침 저녁에는 의연이가 뺄 때까지 30분이건 1시간이건 충분히 물렸다. 젖을 짜는 일로부터 해방되니 정말 날아갈 것 같았다. 매일 아침 아이스 백을 가지고 가지 않아도 되고, 사무실에서도 한결 여유로워졌다. 대신 이유식과 간식에 신경을 많이 썼다. 메뉴를 자주 바꿔 다양한 죽을 먹이려고 노력했고, 귀찮아도 냉장고의 채소들을 모아 넣고 꼭 '야채 다시물'을 내어 죽을 쑤었다. 또 치커리, 케일, 비트, 시금치, 양배추, 당근, 사과, 배 등 다섯 가지 이상의 채소와 과일로 녹즙을 내어 하루 80cc 정도 먹었다. 처음에는 흘리는 게 반, 먹는 게 반이었지만 열흘 정도 지나자 곧잘 받아 먹었다.

　분유도, 고기도, 사골국물도, 영양을 두루 갖추었다는 시판 이유식도 한번 먹어 본 적 없지만 의연이는 무럭무럭 잘 크고, 튼실하다. 어떤 이는 '아기에게 몰래 홍삼 달인 물을 먹이는 게 아니냐'고 농담을 할 정도다. 지금까지 10개월이 되도록 아파서 병원 신세를 진 적이 없는 의연이다. 콧물을 조금 흘리다가도 어느새 이겨내고 씩씩하게 잘 놀고, 잘 잔다.

　사실 직장 다니며 모유 수유 하는 게 쉬운 일은 아니다. 근무시간에 모유를 짜

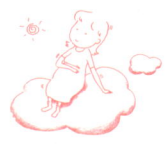

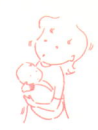

러 나가는 것이 눈치 보이는 것은 물론 마땅히 짤 공간도 없다. 다행히 내가 일하는 '수수팥떡 모임'은 모유 수유를 적극 권장, 지원하며 수유부를 배려해 주었다. 그리고 내가 지칠 때마다 힘이 되어 주었다. 덕분에 나는 일도 포기하지 않으면서 의연이에게 엄마의 사랑이 담긴 젖을 먹이는 '행운'을 누렸다. 이런 직장 엄마의 모유 수유가 '행운'이 아니라 누구나 누리는 '평범한 기쁨'이 되길 바란다. 직장을 다니며 모유 수유 하는 것을 대견해 하시며 격려해 주시는 친정엄마, 의연이를 돌보느라 힘드시면서도 젖의 양이 좀 줄면 안타까워 바로 미역국을 끓여 주신 시어머니, 수유부라고 늘 챙겨주시는 '수수팥떡 모임' 대표님과 언니들 모두에게 감사드린다.

출퇴근하며모유먹이기·2

서연 엄마 **구은영**

둘째아이 서연이가 3개월이 되면서 출산휴가를 마치고 다시 출근을 했다. 큰아이는 할머니가 돌보아주셔서 큰 걱정 없이 일할 수 있었는데, 둘째는 돌봐주시기 어려운 상황이어서 남의 손에 맡길 수밖에 없었다. 둘째는 출산 전부터 아이 맡기는 것이 가장 큰 고민이었다. 혼자 풀리지 않는 숙제로 고민하다 사무실에 의논을 드렸더니, 베이비시터를 고용해 사무실에서 아기를 보게 하자고 했다. 아기가 하루 종일 내 곁에 있을 수 있다고 생각하니 마음이 편해졌다.

내가 일하는 '수수팥떡아이사랑모임'은 '여자가 아이 낳아 편안히, 잘 키울 수 있는 세상'을 만드는 데 가치를 두는 단체로, 모성에 대한 배려가 어느 곳보다 잘 이루어진다. 그래도 아기를 돌까지 옆에 두고 젖을 먹일 수 있을 거라고는 생각지 못했는데, 정말 감사했다.

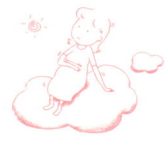

황금빛 똥을 누는 아기 2

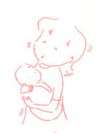

원래 우리 집은 사무실에서 차로 1시간 거리에 있었다. 하지만 둘째의 출산을 준비하면서 도보로 20분 정도 걸리는 곳으로 이사를 했다. 아침에 큰아이를 유치원 종일반에 보내고, 둘째를 데리고 출근하려면 최선의 방법이었다.

처음 3주 정도는 카시트에 아기를 태우는 것이 불안하여 아기띠로 안고 출근했다. 낮을 가리기 전이라 아기는 베이비시터 아주머니와 잘 지냈다. 3시간에서 3시간 30분 정도 간격으로 젖을 먹었고, 잘 자고, 잘 놀았다. 나는 일하다가 시간이 되면 아기를 안고 젖을 먹이고, 점심시간에는 서둘러 밥을 먹고 아기를 안아주었다. 아기의 칭얼거림, 옹알이를 들으며 일을 할 수 있다는 건 더없는 행복이었다.

모유를 짜서 먹였던 큰아이 때와 비교해 볼 때 직장탁아의 장점은 이루 말할 수 없다. 우선 엄마 몸이 정말 편해진다. 유두가 아프게 유축기로 젖을 짜지 않아도 되고, 출·퇴근길에 아이스박스를 메고 다니지 않아도 된다. 또 유축기로 젖을 짜면 젖의 양이 서서히 줄어드는데, 부족분을 보충하기 위해 새벽잠 설치며 젖을 짜는 고생을 하지 않아도 된다. 젖꼭지에 익숙해져 젖병을 빨지 않는 아이를 울리며 연습시키지 않아도 된다. 또한 매일 젖병소독하고, 모유 얼렸다 녹이고, 데워 먹이는 번거로움도 사라진다.

일하느라 몸이 힘든데다 젖을 짜 먹이다 보니, 젖의 양이 줄어 큰아이는 만 8개월까지만 짜서 먹일 수 있었다. 그 이후엔 아침 저녁과 주말에만 젖을 먹이고, 낮엔 이유식과 두유를 먹였었다. 하지만 서연이는 이유식 먹는 돌까지 원할 때마다 모유를 먹일 수 있다. 사실 몸보다 마음이 더 평안했다. 불안함, 미안함 없이 일할 수 있다는 것은 더 없는 축복이다.

아기가 가까이 있으니 젖 먹이는 시간, 점심시간에 틈틈이 아기를 볼 수 있다. 아기의 컨디션이 안 좋은 날도 엄마가 수시로 체크가 가능하니 조마조마한 마음이 덜하고, 업무에 집중할 수 있다. 또 베이비시터에 대한 의존도가 덜하니 중간

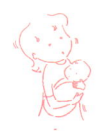

에 사람이 바뀌더라도 불안함이 덜 했다.

예전에 여성관련 사이트에서 아기 맡기는 것에 대한 일하는 엄마의 하소연을 읽은 적이 있다. 베이비시터를 고용한지 2~3개월 지나 아기가 얼굴 익힐만하면 사람이 바뀌거나, 그만두겠다고 엄포를 놓아 곤란을 겪는다는 내용이었다. 나역시 서연이를 맡기고 두달이 지나 도우미 아주머니가 바뀌는 일을 경험했다. 온화하고 아기를 잘 보는 분이었는데 가족의 병환으로 갑작스럽게 그만두게 되셨다. 아기가 익숙해져 안정된 나날을 보내고 있는데 사람이 바뀌게 되어 마음이 불편했고, 어떻게 사람을 구하나 막막하기도 했다. 하지만 이런 나의 걱정과는 달리서연이는 다른 도우미에게 금방 적응했다. 틈틈이 엄마가 들여다보고, 목소리 들려주니 불안함이 덜했던 것 같다.

이제 6개월이 된 서연이는 새벽 5~6시쯤 젖을 먹으며 자다가 오전 7~8시에 일어난다. 그리고 8시쯤 젖을 한번 먹고 9시에 엄마와 함께 출근한다. 날이 좋을 때는 유모차를 타고, 날이 궂을 때는 차를 탄다. 중간에 큰애가 다니는 유치원에들러 오빠 먼저 등원시킨 다음 엄마 사무실로 향한다.

사무실에 도착하면 엄마와 '안녕'하고 서연이는 하루 일정을 시작한다. 10시쯤 산야초효소 희석액을 20~30cc 정도 먹고, 10시 30분쯤 이유식을 먹는다. 다시물에 오곡가루와 채소를 넣어 끓인 이유식을 50~80g 정도 먹는데, 입맛을 다시며 잘 먹는다. 11시~12시쯤 젖을 한번 먹고 낮잠 잔 다음 오후 2~3시쯤 이유식을 한번 더 먹고 4시 30분쯤 젖을 먹는다. 백일 무렵에는 3시간 30분에서 4시간 간격으로 젖을 먹었는데, 이유식 양이 늘어난 지금은 5시간 간격으로 젖을 먹는다.

큰아이가 어릴 때 나의 별명은 '육상소녀' 아니 '육상선수 아줌마'였다. 조금이라도 빨리 아기를 만나 젖을 먹이려고 늘 종종걸음으로 다니거나 뛰어다니기 일쑤였기 때문이다. 매일 집에서 지하철역, 지하철역에서 사무실까지 기록 경신을

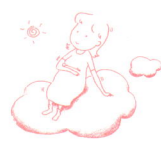

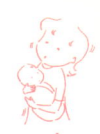

해가며 뛰어다녔다. 몸뿐만 아니라 마음도 조급하고 여유가 없었다. 하지만 지금은 아기가 옆에 있으니 다정하게 이야기를 건네며 여유 있게 걷는다. 일이 조금 늦어져도 아기가 원하면 언제든 젖을 먹이고, 남은 일을 마무리 할 수 있어 편하고 좋다. 너무 행복한 생활이다.

대다수의 많은 일하는 엄마들은 출산휴가가 끝나는 3개월 무렵이면 울며 겨자 먹기로 젖을 끊는다. 하지만 직장 탁아시설에 아기를 맡긴다면 돌까지는 어렵지 않게 젖을 먹일 수 있을 것이다. 직장 탁아시설은 모유 수유율을 높이는데 기여할 뿐만 아니라, 시간이 빠듯한 맞벌이 엄마, 아빠의 육아 부담을 줄여줄 것이다.

현재 직장 탁아시설은 몇몇 대기업과 정부 청사, 일부 지자체에 마련되어 있는데 손에 꼽을 정도로 적은 수다. 많은 기업과 지자체에서 직장 탁아시설 확충에 관심을 갖고 시행하여 서연이와 내가 누리는 기쁨을 많은 엄마와 아가가 누릴 수 있길 진심으로 바란다.

B형 간염을 극복하고 모유를 먹이다

꽃미남 규빈네 **손효심**

모유 수유를 하면서 힘든 때를 꼽으라면 생후 한 달과 요즘이라 말하고 싶다. 두 돌이 훨씬 넘은 규빈이는 아직도 모유 수유를 하며 젖 먹는 즐거움을 만끽하고 있다. 심심하거나 엄마의 관심을 끌고 싶으면 '찌찌 줘~' 한다. 목이 마르면 물보다 젖을 먼저 찾는다. 낮잠을 자거나 밤에 잘 때도 젖을 물고서 잠을 자고, 새벽에도 서너 차례 일어나 젖을 찾는다. 왼쪽, 오른쪽을 타고 넘으면서 젖을 빨고 만지면서 노는 규빈이에게 엄마의 젖가슴은 가장 좋은 놀이터 중 하나다.

그래도 아직까지 젖을 먹고 있는 모습을 보면 주변에서는, '이제 그만 젖 떼세요' 라며 한마디씩 한다. 그러면 난 멋쩍게 웃고 만다. '젖을 떼야 할 시기', 그 시기란 걸 규빈이가 결정하게 하고 싶어서 여태껏 기다렸다. 하지만 규빈이는 젖을 뗄 의향이 전혀 없어 보인다.

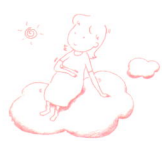

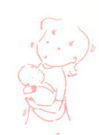

19개월 무렵, 밤중 수유만이라도 떼려고 시도를 한 적이 있었다. 완전히 떼는 것도 아니고 단지 밤중 수유인데도, 젖을 물리지 못한다는 아쉬움에 내가 오히려 우울증에 걸릴 지경이었다. 그렇게 둘 다 힘들 바에야 차라리 '먹이자'는 마음에 한 달 만에 밤중 수유를 다시 시작했다. 26개월로 접어든 현재, 나는 젖을 뗄 준비가 되었으니, 이제 규빈이의 동의를 구하는 일만 남았다. 하지만 아직은 규빈이가 울음과 떼로 의사표현을 하기에, 적당한 시기를 기다리고 있다.

규빈이는 태어나서 한 달 가량 젖꼭지를 거부해 무지 애태웠다. 나는 한쪽 젖을 짜고 있으면 다른 쪽 젖이 흘러서 옷을 버릴 정도로 젖이 많았다. 임신을 하면서 나는 자연분만과 모유 수유를 꼭 하리라 다짐했다. 그래서 병원도 모자동실을 운영하고 모유 수유를 권장하는 곳을 찾아 남편과 함께 교육도 받았다. 종합병원이었지만 산부인과로 국내에선 가장 알려진 병원이었다. 또 아기에게 친숙하고 모유 수유 권장 병원으로도 알려진 곳이었다.

임신 당시에는 왜 모유가 좋은 걸 알면서 '엄마들이 모유를 먹이지 않고 분유를 먹일까' 하는 의문이 생겼다. 그때는 엄마가 아기에게 줄 수 있는 최대의 선물인 모유가, 단순히 젖을 물리는 것이라고 생각했다. 하지만 힘겹게 모유 수유를 성공하고서야 엄마의 선택 이전에, 사회 전반에서 모유 수유를 힘들게 한다는 것을 알았다.

첫 걸림돌, 간염

내게 있어서 모유 수유의 첫 걸림돌은 B형간염 보균자라는 거였다. 담당 산부인과 의사는 강력하게 모유 수유를 반대했다. 오죽하면 의사가 회진할 때마다 '모유 수유는 안 된다'고 했겠는가. 출산 전에 여러 육아 사이트와 모유 수유 권장

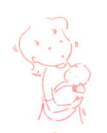

사이트에 이 고민을 상담했다. 대부분의 모유 권장 사이트에서는 B형간염 보균자라도 모유 수유가 가능하다고 하였다. 하지만 인터넷에서 아주 유명한 소아과 의사는 자신의 아이라면 절대 모유 수유를 시키지 않겠다는 의견을 밝혔다. 그렇지만 B형간염 바이러스에 노출될 수 있다는 우려 때문에, 모유 수유로 아기가 얻을 수 있는 커다란 혜택을 포기할 순 없었다. 출산이 임박해서도 담당 산부인과 의사는 모유 수유는 절대 안 된다고 얘기를 했다.

다행히 내가 다니던 병원에는 모유 수유 권장 병원으로 국제 모유 수유 전문 간호사가 있었다. 간호사는 의사들마다 의견이 다르지만 신경쓰지 말고 모자동실을 신청해서 모유 수유를 하라고 격려해 주었다. 게다가 소아과 의사들 조차 모유

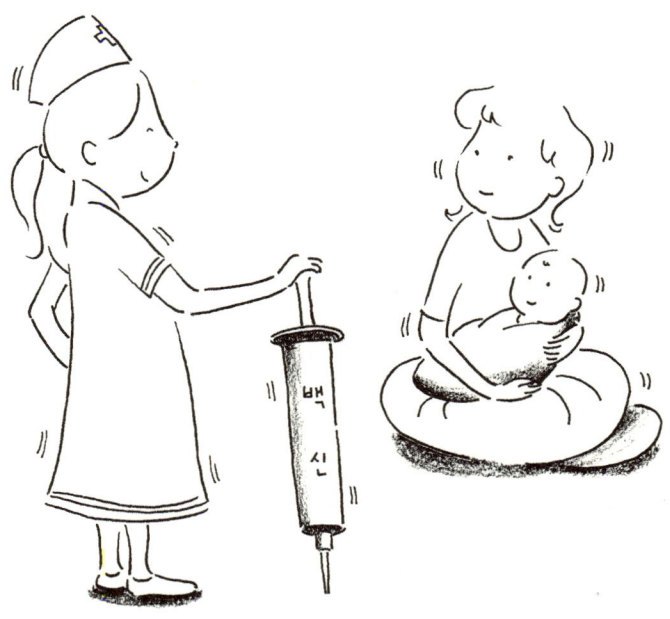

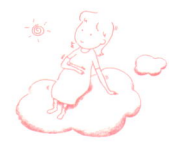

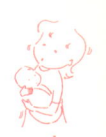

수유에 전혀 지장이 없으니 무조건 먹이라고 했다. 모유 수유 권장 병원으로 널리 알려진 이 곳에서조차, 의사들마다 다른 의견을 보이고 있었다. 나중에 출산 전에 B형간염 보균자로 확인된 산모의 아기라도 태어나자마자 B형간염 백신 등을 맞으면 95% 이상 바이러스 전파를 막을 수 있어 수유가 가능하다는 사실을 알게 되었다.

출산이 가까워지면서 모유 수유 준비를 천천히 해 나갔다. 마음과 몸의 준비였다. 마지막 달에는 젖마사지도 가끔씩 했고, '모유수유정보신문(http://www. breastfeeding.co.kr)'에서 모유 수유에 관한 많은 정보를 얻었다. 그래도 혹시 내가 모유 수유에 실패할지도 모른다는 불안감에 분유회사에서 주는 무료 샘플 분유병은 버리지 못하고 챙겨 두었다.

출산 예정일을 나흘 정도 넘기고 남편과 함께 분만실에서 3.08kg의 건강한 규빈이를 낳았다. 태어나자마자 남편이 탯줄을 잘랐다. 기본 처치가 끝난 후 아이는 곧바로 내 배 위로 올려졌다. 노래를 불러 주면서 엄마의 목소리와 심장 소리를 듣게 하였다. 뱃속에서 듣던 엄마의 목소리를 좇으며 나를 보려고 힘겹게 눈을 뜨려고 노력하던 규빈이의 사랑스런 모습이 지금도 생생하다. 하지만 그때 아주 중요한 순간을 놓쳐 버렸다는 사실을 병실로 올라와서야 알게 되었다.

자정이 다 되어 규빈이를 낳고서 새벽에 병실로 올라왔지만 전혀 잠이 오지 않았다. 순산인 탓에 남들처럼 체력 소모가 심하지 않은 영향도 있었을 것이다. 흥분된 마음에 남편과 이런저런 얘기를 하며 아침을 맞았다. 모자동실인데 왜 아기를 데려다 주지 않을까 조바심을 내고 있을 때 신생아실에서 아기를 데려 가라는 연락이 왔다. 신생아실에서는 모유 먹일 아기라며 새벽에 분유 대신 보리차라도 먹이이니, 젖병에 보리차를 담아 주었다. 그리고 아기가 배가 고파 울면 아기에게도 좋지 않으니 분유를 받으러 오라는 친절한 설명도 덧붙여 주었다. 규빈이가 태

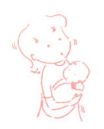

어나서 가장 처음 입으로 빤 것이 엄마의 젖꼭지가 아니라 인공 젖꼭지였던 것이다. 당시에는 그걸 별로 대수롭지 않게 생각했었다.

모자동실로 올라온 초보 엄마, 아빠는 흥분을 감추지 못하며 첫 모유 수유를 시도하였다. 그런데 아기는 젖꼭지를 제대로 물지 못했다. 눈 앞에 있는 젖꼭지를 물지도 못하고 배가 고파 울어대는 규빈이를 보고 있자니 속이 새까맣게 타들어 갔다. 급기야 국제 모유 수유 전문 간호사를 불러서 혹시 내 젖꼭지가 너무 큰 것이 아닌가 물어보기까지 했다. 간호사는, '아기는 세상의 모든 젖꼭지가 엄마 젖꼭지처럼 생긴 줄 알아요. 그런 걱정은 하지 마세요' 하고 답을 주었다. 그러면서 젖꼭지보다는 오히려 편평유두가 문제라고 했다. 편평유두란 젖꼭지와 유륜 사이에 경계가 없어 아기가 유륜 전체를 확실히 물지 못하면 젖꼭지가 빠져 버리는 것이다. 그리고 출산 직후 아기를 배 위에 올라놓았을 때 엄마 젖꼭지를 한 번 물려 아기가 확실하게 젖꼭지를 인식하도록 하는 게 좋다고 했다.

두 번째 걸림돌, 편평유두

나와 규빈이는 젖꼭지를 가지고 하루 종일 씨름을 했다. 아기들은 태어나서 사흘 정도는 굶어도 괜찮다는 얘기는 이미 알고 있었다. 때문에 젖을 빨 수 있을 때까지 버텨 보려고 했지만, 연신 '응애, 응애' 애타게 울어대는 규빈이 때문에 애가 탔다. 하는 수 없이 신생아실에서 분유를 타다가 아주 약간 먹이게 되었다. 규빈이에게 분유 젖병을 물리는 순간까지 갈등은 사라지지 않아 겨우 몇 모금만 먹였다. 아기가 처음 분유에 맛을 들이면 나중에 모유를 잘 먹지 않으려고 한다는 얘기를 들었기 때문에, 이러다가 모유 수유는 영영 못하는 게 아닐까 걱정이 앞섰다. 밤새 울다 자다를 반복하면서 젖꼭지를 물리려 애썼지만 허사였다. 그렇게 병

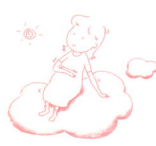

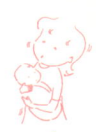

원에서의 두 번째 밤도 잠을 못 이루고 아침을 맞았다.

퇴원하는 날 아침, 신생아실에서 산모들에게 아가에 대한 조치를 알려 주는 모임이 있었다. 10여 명의 산모들이 모였고 설명이 끝난 후 분유를 한 통씩 나눠 줘 집에 가지고 왔다. 퇴원후 옮긴 산후조리원에서는 모유와 분유를 혼합 수유하길 권했고, 나는 병원에서 먹였던 것과 같은 분유를 먹이는 데 동의했다.

그러면서도 나는 젖꼭지를 물리려 노력했지만, 여전히 젖꼭지는 규빈이의 입 안으로 쏙 빨려 들어가지 못했다. 산후조리원에서 규빈이를 마냥 울릴 수도 없었고, 제대로 쉬지 못하고 젖을 물리려 애를 썼더니 몸살이 왔다. 할 수 없이 젖꼭지를 물리는 노력은 뒤로 미루고 유축기로 모유를 짜서 젖병으로 먹였다.

세 번째 걸림돌, 황달과 설사

엎친 데 덮친 격으로 규빈이에게 황달에 설사가 겹쳤다. 조리원에 내원한 소아과 의사는 잠시 모유 먹이는 걸 중단하고 설사분유 먹이기를 권했다. 그나마 짜서 먹이던 초유는 모두 냉동실로 들어갔고, 산후 며칠 동안 신경을 너무 썼는지 나 또한 몸살에 설사, 위통까지 겹쳐 몸 상태가 말이 아니었다. 그땐 정말로 모유 수유를 포기하고 싶었다. 그나마 다행인 것은 젖몸살은 무난히 지나간 것이다.

2주 간의 산후조리원 생활을 끝내고 집으로 돌아오면서도 여전히 모유 수유에 대한 미련과 포기하고 싶은 생각이 갈등을 일으켰다. 그런데 집에 돌아온 규빈이가 나에게 엄청난 배신감을 안겨 주었다. 엄마 젖꼭지는 안 빨면서 그냥 물려본 할머니의 젖꼭지는 쪽쪽 빠는 것이 아닌가? 할머니의 빈 젖꼭지를 물고서 신나게 빨아대는 내 아들 규빈이를 보고 있자니 너무 속상했다. 그런데 시어머니께서 돌보고 있는 4개월 된 조카가 내 젖꼭지를 빨아 당겼다. 순간 '규빈이도 빠는 힘이

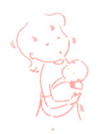

생기면 내 젖꼭지를 빨 수도 있겠구나' 하는 생각이 들었다. 며칠 나의 조리 수발을 해주시던 시어머니께서 집으로 가시면서 '분유도 좋은데 고생하지 말고 그냥 분유 먹여라'라고 말씀하셨다.

시어머니가 가시고, 2주 간 산후 도우미 아주머니가 집에 오셨다. 더운 여름날 규빈이와 내가 땀을 뻘뻘 흘리면서 젖을 물리기 위해 악전고투하는 모습을 보고, 도우미 아주머니는 아기 고생시키지 말고 그냥 분유를 먹이자고 하셨다. 그렇게 모유 수유를 하려니 이 사람 저 사람 눈치가 보였다. 도우미 아주머니가 계시는 동안 나는 수동 유축기로 힘들게 모유를 짜서 냉장고에 보관하고, 젖병을 소독하고, 젖병을 물리고, 트림을 시키는 고된 일상을 보냈다. 특히 유축기 사용에 애를 먹었는데, 수동 유축기라 손도 아프지만 유축기와 마찰한 젖꼭지가 갈라지고 상처가 생기는 등 견디기 쉽지 않았다. 거기다 짜놓은 젖이 모자라서 절대 먹일 일이 없을 줄 알았던 분유를 하루 한두 번 타서 먹이게 되었다. 매번 젖병으로 먹이기 전에 먼저 젖을 물리려 애를 썼지만 울며 자지러지는 규빈이를 보면서 어쩔 수 없이 짜놓은 모유를 젖병에 담아서 쉽게 먹이는 쪽을 택했다. 그럴 때마다 나는 갈등했다. '모유 수유를 포기할 것인가? 규빈이의 빠는 힘이 세어질 때까지 좀더 시도해 볼 것인가?' 내심 이대로 젖이 마르길 바라기도 했다. 새벽에 일어나 졸면서 젖 짜는 것도 힘들고, 무엇보다 내 몸이 너무 지쳐가고 있었다.

규빈이, 드디어 젖을 빨다

다행이 조금씩 규빈이가 젖을 물고 빠는 게 나아져 갔다. 스무 번을 시도하면 한 번 정도는 유륜을 함께 물어서 제대로 빠는 경우가 생겼다. 조금은 부끄럽고 우스운 이야기지만 아기가 빨기 힘든 편평유두를 빼내기 위해서 남편도 가끔 내

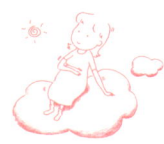

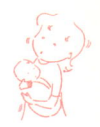

젖을 빨아야 했다. 그 와중에도 시어른들은 '그냥 분유를 먹이면 애도 고생 안 하고 쑥쑥 잘 클 텐데, 뭐하러 힘들게 모유를 먹인다고 유난을 떠는지 모르겠다'며 못마땅해 하셨다.

2주가 지나고 도우미 아주머니가 더 이상 오지 않게 되자 난 제일 먼저 젖병과 분유를 치웠다. 생후 한 달이 된 규빈이도 어느 정도 빠는 힘이 생겨 젖을 제대로 무는 횟수가 조금씩 잦아졌기에 때문이다. 무엇보다 규빈이가 배고파 울때 분유가 보이면 내가 먼저 분유를 먹일 것 같은 두려움이 컸다. 그리고 배가 고프면 엄마 젖을 제대로 빨려고 규빈이도 더 노력할 거라고 생각했다.

아무도 없는 집에서 규빈이를 하루 종일 울려 가며 젖 물리기를 시도한 지 일

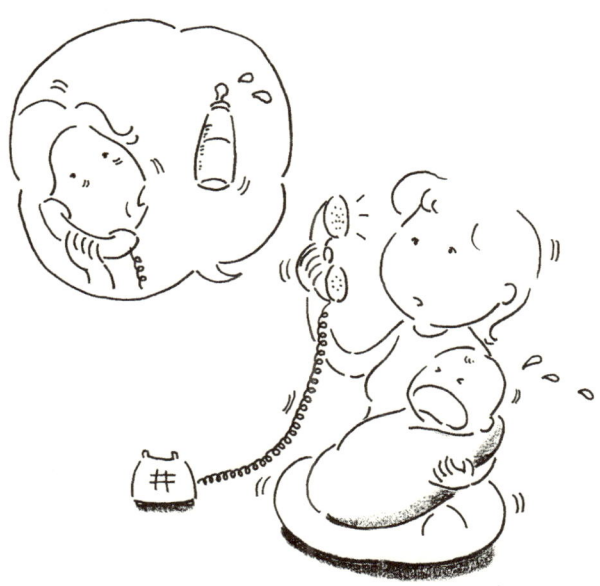

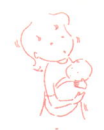

주일 가량 지나자, 젖을 물고 빠는 모습이 제법 자리를 잡아갔다. 물론 젖을 척척 물지는 못했지만 다섯 번 시도하면 한 번은 배를 채우는 대단한 성공률을 보였다. 그리고 한 번 물면 꽤 오래 물고 쪽쪽 빨았다. 그럴 땐 정말 엄마가 된 듯한 뿌듯함과 엄마의 도리를 다하는 듯한 만족감에 빠졌다.

나는 그래도 젖이 부족하지는 않았기 때문에 그렇게 힘든 과정을 거쳤다고 말하기 어려울지도 모른다. 하지만 나름대로 주변의 곱지 않은 시선을 받아가며 꿋꿋이 성공한 것이 스스로 자랑스럽다. 또 모유 수유를 성공할 수 있도록 도와준 든든한 나의 남편에게 너무 감사하다. 힘들 때마다 들락거렸던 '모유수유정보신문'과 서로에게 힘이 되었던 '모먹어2(모유 먹이는 어머니 모임)' 동아리 회원들에게 감사한다. '모먹어2' 동아리는 비슷한 개월의 아기 엄마들의 모임으로 온라인뿐 아니라 오프라인에서도 가족 같은 분위기에서 만나고 있다. 작년 5월 서울에서 부산으로 이사를 오면서 규빈이 또래를 만날 수 있었던 것도 또 다른 모유 수유 동아리에서였다. 1년이 지난 지금은 그 또래 친구들이 규빈이에게 가장 친한 친구가 되어 있다. 참고로 인터넷의 모유 수유 공개 동아리를 두 곳을 소개하겠다. 모유 수유에 대한 많은 정보와 조언을 들을 수 있고, 아기들과 엄마들의 좋은 벗들을 만날 수 있을 것이다.

cyworld 의 젖먹이는 엄마들 ― http://momysmilk.cyworld.com
daum의 모유사랑 엄마만세 ― http://cafe.daum.net/motersmilk

우리 사회는 분유를 먹이면 교양 있고, 젖을 먹이면 무식하게 보는 경향이 있다. TV 드라마에서도 갓난아기가 엄마 젖을 빨고 나오는 모습은 어디에도 없다. 왜 전부 분유병일까? 광고도 세련되고 우아한 아가씨 같은 엄마가 아기를 위한 최

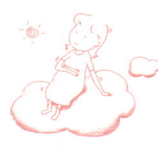

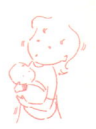

고의 선택으로 분유를 선택한다. 광고를 하는 기업이 이 사회를 눈뜬 장님으로 만들어 가는 것 같다. 나 어릴 적만 해도 버스 안에서 젖을 물리는 엄마들을 간혹 볼 수 있었는데, 그게 전혀 이상해 보이지 않았던 기억이 있다. 하지만 요즘은 수유실이 마련되지 않은 공간에서는 화장실로 가서 젖을 물려야 하는 분위기다. 아기들이 식사를 왜 화장실로 가서 해야 할까? 모유와 분유는 비교를 할 수 없다. 왜 사람의 젖이 소젖과 비교의 대상이 되어 쓸데없는 말씨름에 오르내리는지 너무 안타깝다.

내가 모유 수유에 성공하기까지 겪었던 모유에 대한 편견들이 유독 나에게만 주어졌던 상황은 아닐 것이다. 예비 엄마들이 모유 수유를 하게 되면 나와 비슷한 편협된 시각에 시달려야 할 것이다. 모유를 먹이는 건 단순히 엄마의 선택만으로 이루어지는 쉬운 과정이 아니라, 주변과 사회에서 적극적으로 도와줘야만 성공할 수 있는 힘든 육아 과정이다. 우리 아가들에게 젖을 권하는 사회가 되길 진심으로 바란다.

사회가 모유 수유 도와주어야

남편은 내가 모유 수유와 자연요법을 실천하는 걸 보면서, 나를 인정해 주고 아주 자랑스럽다고 말한다. 남편도 적극 동참하며 힘든 모습을 지켜봤기에 나를 더 높이 치켜세워 주는 것이다. 백일 즈음부터 시작된 아토피와의 악전고투에서 모유 수유는 아토피 치료에 한몫 톡톡히 했다. 모유 수유를 하고 있었기에 엄마의 음식 조절로 약젖을 만들 수 있다는 게 너무 감사했다.

이전까지의 옳지 못한 식습관이 엄마라는 이름 아래 완전히 바뀌었고, 처녀 때부터 비만이었던 내가 어느 때보다 날씬해지는 덤도 얻었다. 규빈이는 자연요법

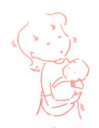

을 실행한 지 6개월여 만에 그렇게도 심했던 아토피도 많이 좋아졌다. 자연육아의 실천에서 가장 큰 부분 중의 하나가 모유 수유이니 결국 난 자연육아를 실천하고 노력한 것이다.

그것의 연장선에서 지금 나는 생협 활동을 하고 있다. 생협은 규빈이에게 좋은 젖을 주기 위해 올바른 먹을거리에 관심을 두면서 맺게된 인연이다. 그리고 작년에 부산으로 이사를 오면서 생협에서 좀더 적극적인 활동을 하게 되었다. 이제 앞으로 살아갈 규빈이와 우리 아이들의 세상을 위해서 엄마로서 생협에서 또 다른 실천을 하는 것이다. 나의 작은 힘이 보태어져서 규빈이가 좀더 좋은 세상에서 살아갈 수 있길 바란다.

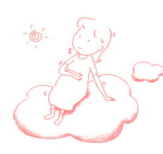

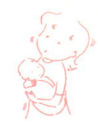

임신성 당뇨 극복하고 모유 수유에 성공하다

서현 엄마 강미진

내가 자연건강법과 수수팥떡을 알게 된 것은 미안하게도 '환경 운동이나 생명 운동' 같은 대의(!)가 아닌, 순전히 개인적인 '필요'에 의한 것이었다. 나이 서른둘에 임신한 나는 28주차에 '임신성 당뇨' 판정을 받았다. 당뇨는 친정 쪽 가계 유전이기도 해서 적잖이 놀라고 걱정도 되었다. 부랴부랴 최민희 선생님께 상담을 하고 전화 통화도 한 결과, '자연건강법'이면 걱정할 필요가 없다는 사실을 깨닫게 되었다.

그때부터 오곡밥에 채소를 식사의 기본 차림상으로, 병원에서 짜준 열량을 기준으로 '몸 관리'에 들어갔다. 그러나 칼로리를 엄격히 제한하고 오곡밥에 채소 위주의 식사를 한다는 것은 생각보다 쉽지 않았다. 임신해 본 사람은 잘 알겠지만 '임신 중에 먹고 싶은 것을 먹지 못하면 짝눈아기를 낳는다'는 말이 있을 만큼 임신 중 식욕은 대단하다. 특히 어느 순간 특정 음식이 먹고 싶어지는데, 이런저런

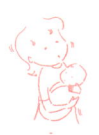

이유로 먹지 못하면 한이 맺힐 지경이 된다. 임신성 당뇨라는 진단을 받았음에도 나는 시도 때도 없이 밀려오는 식욕을 참기가 너무 힘들었다. 게다가 뻔히 알면서도 인스턴트 식품에 대한 유혹은 왜 그렇게 컸던지…. '병든 먹을거리'에 대한 유혹이 그토록 강할 수 있다는 것을 나는 임신 중에 알았다.

임신성 당뇨를 친구 삼아

처음에 힘들게만 느껴지던 임신성 당뇨와의 싸움은 어느 정도 시간이 흐르자 수월해 졌다. 임신성 당뇨라고 진단받고 아이를 낳기까지 석 달 동안 임신성 당뇨는 '처부숴야 할 적'이 아니라 '음식태교의 동반자'가 되었다. 음식조절 외에 오전·오후에 풍욕을 하고 밤엔 각탕을 하여 건강한 엄마가 되려 노력했다. 건강한 엄마에게서 튼튼한 아이가 태어나기 때문이다. 특히 각탕은 임신성 당뇨 산모들 대부분이 겪는 부종을 예방하기에 더없이 좋은 방법이었던 것 같다. 취침 전에 발목의 피로를 충분히 풀어 주면 다음날 아침 신기할 만큼 몸이 개운했다.

오곡밥에 나물, 된장국, 두유 등을 골고루 그러나 절대로 과하지 않게 영양을 섭취한 결과, 나는 출산 직전 몸무게가 임신 전에 비해 겨우 7.8kg밖에 늘어나지 않았다. 그렇게 40주를 꽉 채우고 출산 예정일에 서현이를 낳았다. 아홉 시간 진통 끝에 자연분만으로 2.82kg의 건강한 딸, 우리 서현이를 만날 수 있었던 것이다. 걱정과 기대, 그리고 기도 끝에 무사히 딸아이를 만났지만 기쁨은 잠시였다. 내가 '전쟁'이라고까지 표현한 모유 수유를 위한 긴 싸움에 돌입한 것이다.

모자동실을 운영하는 병원이 아니었기에 아이를 낳고 병원에 있으면서도 나는 1~2시간에 한 번씩 끙끙대며 수유실로 내려갔다. 분명 몸이 힘들었을 터인데 출산 후 사흘 뒤면 젖이 펑펑 나오리라는 기대감이 있어서인지 힘들게 느껴지지 않

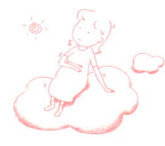

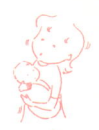

았다. 그러나 모유 수유는 생각처럼 만만하지 않았다. 결론적으로 말하면 나는 한 달이 넘는 동안 '모자란 젖'과 끊임없는 전쟁을 치러야 했다.

서현이는 30분에 한 번씩 깨서 울어대고 한 번 젖을 물면 30분 이상 빨아대니, 산후조리는 꿈도 못 꿀 지경이었다. 돼지 족발 삶은 물, 가물치 등 온갖 방법을 동원하였지만 헛수고였다. 오히려 돼지고기 알레르기만 생겼을 뿐이다. 오곡가루를 먹이는 것이 대안으로 떠올랐지만, 최 선생님과 총무님께서 그보다 밥물을 먹이라는 조언을 주셨다. '세상에… . 없던 시절에 먹이던 암죽, 그걸 먹이란 말인가' 한심한 생각까지 들었다. 그때 나는 엉뚱하게도 심청이와 아버지 심봉사를 생각했

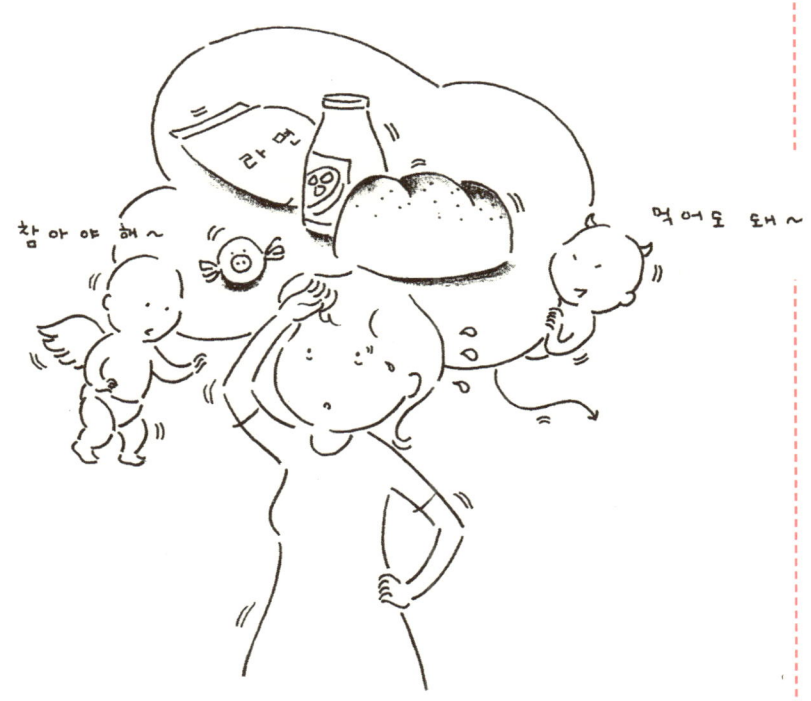

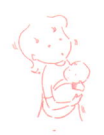

다. 젖을 동냥해야 했던 심청 아버지의 심정을 절절히 느껴 가며, '젖이 너무 많아요' 라는 어머니들을 애꿎게 증오해 가며 내 인생의 목표를 새로 세웠다. 그것은 다름 아닌 '젖을 많이 나오게 하는 것'이었다. 다급했던 나는 친정어머니와 함께 밤에 한 번씩 밥물을 먹이기로 결정했다.

밤에 밥물을 한 번 먹이다

물론 젖을 물리고 나서 반드시 남은 젖을 말끔히 짜내 젖이 늘어나도록 신경을 썼다. 지성이면 감천이라던가. 너무나 감사하게도 일주일여 만에 그럭저럭 수급을 맞출 수 있을 정도로 젖의 양이 늘어났다. 하루에 밥물을 두세 번 주면서 그 시간에 잠을 푹 자둔 것도 주효했던 듯하다.

젖이 많지 않아 아이가 한 번 빨고 나면 말랑말랑해져서 '이 젖이 언제 차나?' 싶을 때가 한두 번이 아니었지만, '세상에 자기 자식 젖 못 먹이는 포유류는 없다'는 한 모유 수유 학자의 말씀을 지침삼아 버티다 보니, 어느 사이 모유 수유도 성공적인 궤도로 진입하는 듯했다.

출산 후 두 달이 지날 무렵부터 나는 정규물이 아닌 홍보 시나리오 의뢰를 받아들였다. 일을 시작하면서 모유 수유 전쟁은 2라운드에 접어들었다. 다음날 취재 등 외출을 할 계획을 세우게 되면 나는 그날 저녁, 양 손과 젖이 벌개지도록 짜고 또 짜서 아이가 두세 번 먹을 양의 젖을 분유병에 넣어 냉장해 두었다. 그러나 내가 외출한 사이 아이의 먹을거리만 문제 되는 게 아니었다. 외출 시간이 세 시간을 넘을 경우 젖을 짜는 일이 더 문제였다. 세 시간에 한 번씩은 꼭 젖을 짜야 하는데, 지금도 그렇지만 우리나라 관공서, 기업 등에 수유실이 갖춰진 곳이 과연 몇 군데인가? 나는 눈물을 삼키며 화장실에서 내 소중한 딸아이의 먹을거리를 장

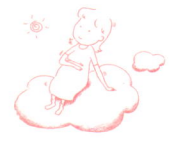

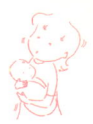

만할 수밖에 없었다!

지금은 보냉 가방이며 냉매에 대한 정보가 인터넷을 통해 많이 확산됐지만, 당시 초보 엄마인 나는 그 무거운 보온병에 얼음을 가득 채워 낑낑대며 출·퇴근을 했다. 나중에는 '내가 지금 뭐하고 있나?' 싶은 생각까지 들었다.

화장실에서 젖을 짜며

그러나 나는 '젖 외에는 내 아이의 먹을거리는 없다'고 확신하며 고집스럽게 모유 수유를 해나갔다. 평소 순하디 순했던 내가 고집을 부리려니 쑥스럽고 어색했지만 모유 수유만은 포기하고 싶지 않았다. 다행히 직업이 방송작가여서 작업 시간을 조정할 수 있었다. 때문에 서너 시간 정도 일을 할 것 같으면 아예 아이를 데리고 나와서 시간 맞춰 젖을 먹였다. 물론 방송사에 놀이방도, 수유실도 없는지라 친정어머니가 차에서 아이를 봐주셨다. 요즘은 작업시간이 길어질 것 같으면 어머니께서 아이를 데리고 나와서 젖을 물려 낮잠을 재우기도 하신다. 정말 친정 어머니가 계시지 않으면 일하는 엄마들은 어떻게 아이를 키울까? 감사하고 또 감사한다.

작년 여름, 일본 여행 중 젖 먹일 시간이면, 아이를 안고 걸어가며 젖을 먹였다. 일본 구경을 하러 온 것이 아니라 내가 구경거리가 되었을 정도로 악착 같이 모유 수유를 했다. 모유 수유는 아이가 20개월이 넘은 지금까지도 계속 되고 있다.

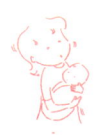

**24개월 현재, 서현이는 세 끼 밥을 먹고
낮잠과 밤잠을 잘 때만 젖을 먹는다**

　나는 늘 아이가 두 돌 될 때까지, 그 뒤에도 아이가 원한다면 적어도 잠자리에
서만이라도 젖을 물리리라는 확고한 신념을 가지고 있었다. 주위에서는 '유난떠
는 엄마, 무식한 엄마' 취급을 하지만 나는 그렇게 바라보는 사회 분위기가 더 문
제라고 생각한다.

　그렇다면 나는 왜 이토록 모유 수유를 고집하는 것일까? 내 신념의 근원에는
아이가 있다. 모유 수유가 힘들다고 느낄 때마다 나는 젖을 끊어야 하는 시기를

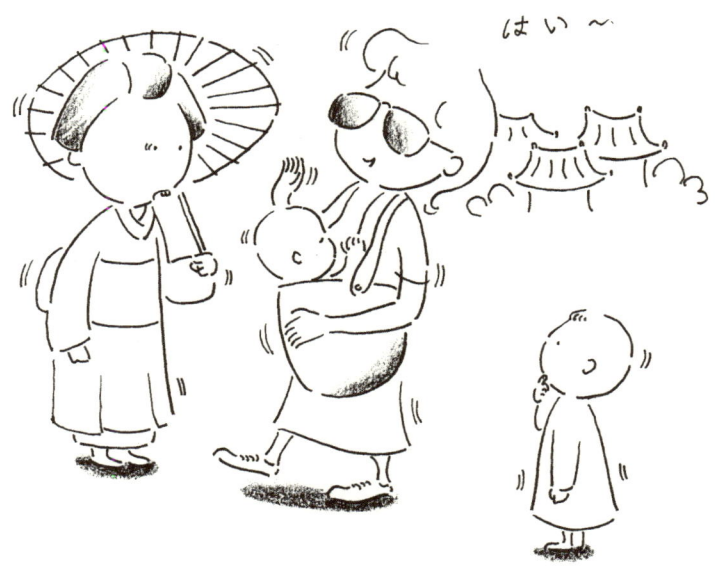

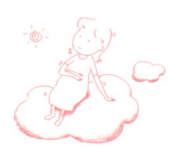

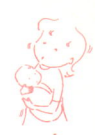

물어보는 질문에, '아이에게 물어보라'고 하신 한 교수님의 말씀을 생각한다. 아이는 젖을 먹을 권리가 있다. 누구도 아이에게서 젖 먹을 권리를 빼앗을 수는 없다. 특히 엄마가 아이에게서 그 권리를 빼앗아서는 안 된다.

젖을 먹을 수 있는 아이의 권리를 지켜주는 것만으로도 아이는 '행운아'가 될 수 있다. '엄마 젖으로 큰다'는 사실은 아이에겐 엄청난 행운이다.

마흔여섯에 얻은 채현이, 모유로 건강하게 키우다

채현 엄마 이강례

나는 마흔여섯에 딸을 낳았다. 우리 채현이는 이제 17개월로 몸무게는 9.5kg, 키는 75cm다. 워낙 늦게 결혼하여 아이 갖기를 서두른 덕분인지 다행히 빨리 임신이 되었다. 임신한 뒤 우연히 『황금빛 똥을 누는 아기』를 접하게 되어 '수수팥떡'에 자주 들러 정보도 얻고, 이것저것 질문도 많이 했다. 필요할 때에는 최민희 대표에게 직접 메일을 보내 답을 구하곤 했다.

늦게 가진 아이라 더욱 귀하게 여겨졌고 엄마로서 최선을 다하고 싶었다. 몸 관리를 잘한다고 했는데 노산이라 안전한 쪽을 택하자는 의사 선생님의 조언에 따라 제왕절개로 아이를 낳았다. 그러나 모유만은 꼭 먹이고 싶었다. 그래서 수술 후 여섯 시간부터 아이를 데리고 있으면서 젖을 물렸다. 젖을 물리면서 생수, 보리차, 감잎차를 조금씩 흘려 넣어 주었다. 이틀 정도 지나자 젖이 돌기 시작했고,

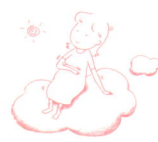

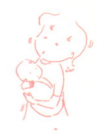

그 후 젖을 주로 먹었다. 모유를 기본으로 물을 자주 먹이고 돌 지난 이후에는 밥을 먹이고 있다. 간식으로는 옥수수나, 고구마 삶은 것을 먹인다. 큰 탈 없이 아이가 잘 자라고 있어 그저 감사할 따름이다.

마흔여섯에 첫 출산을 하다

마흔다섯 가을에 만나 한 달 만에 채현이를 잉태한 상태에서 결혼식을 치렀다. 남편은 나보다 두 살 연하다. 둘 다 나이가 많아 걱정이 보통이 아니었다.

임신 5개월 되었을 때 우연히 수수팥떡을 알게 되었다. 수수팥떡 대표인 최민희 씨가 마흔에 자연건강법으로 건강한 아기를 낳았다는 이야기는 내게 희망으로 다가왔다. 나는 자주 수수팥떡 사이트에 드나들며 여러 가지 정보를 얻었다. 그래서 컴퓨터를 하게 되면 전자파 차단 앞치마를 두르고 늘 책을 손에서 놓지 않고 뱃속 아이를 잘 키우기 위해 공부했다.

그런데 예정일이 지나도 아이는 나올 기미를 보이지 않았다. 나름대로 몸 관리를 한다고 했는데 제왕절개를 하는 것이 안타까웠다. 결국 채현이는 예정일을 8일이나 넘긴 2002년 8월 5일 제왕절개로 세상에 나왔다. 태풍 루사가 김천을 할퀴고 간 뒤 긴 장마가 시작되던 뒤숭숭한 분위기에서였다. 채현이를 수술로 낳고 혼자 많이 울었다. 늦게 낳게 된 아이라 말로 표현할 수 없이 귀하게 여겨져서 자연분만하고 싶은 마음이 컸기 때문에 실망도 컸다. 게다가 자연분만을 위해 얼마나 열심히 합장합척운동과 태교체조 등을 했었던가. 마흔여섯에 아이를 낳게 되더라도 몸 관리만 잘하면 자연분만 할 수 있다고 믿고 있었던 터라 허망하기까지 했다.

그러나 수술로 인한 마음의 상처에만 빠져 있을 수가 없었다. 모유 수유의 어

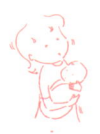

려움에 부딪힌 것이다. 수술을 마치고 48시간 정도 지나자 젖이 돌았다. 아이에게 물렸지만 잘 빨지를 못했다.

첫 애라서 나도 서툴렀던 탓에 마음만 앞서 쩔쩔매었다. 노산이어서인지 몸도 힘든 데다 아이는 배가 고프다고 계속 울어댔다. 할 수 없이 간호사의 도움을 받아 분유를 먹었다. 그 후 한 달 정도는 혼합 수유를 하게 되었다.

혼합 수유를 하니 확실히 편했다. 아이도 혼합 수유에 잘 적응해 주어 분유도 잘 먹고, 젖도 잘 빨기 시작했다. 그러나 모유 수유만은 확실하게 시키고 싶어 나는 젖이 잘 나오도록 하려고 애썼다. 남편은 남편대로 힘을 보태 주었다.

그즈음 남편은 자연산 가물치를 사다 밤새 고아 주었다. 매끼마다 가물치 데운 것을 먹는 것도 고역이었다. 지금도 가물치라는 말만 들어도 몸서리가 쳐질 정도로 가물치를 많이 먹었다. 더불어 미역국을 자주 먹고 가능하면 깔끔한 음식을 먹어 젖의 질을 높이려는 노력도 게을리하지 않았다. 한편, 돼지 족발을 먹으면 젖이 많아진다 하여 돼지 족발을 고아 먹었다. 자그마치 12개의 족발을 먹었다.

퇴원 후 친정어머니의 도움으로 나는 젖먹이기에만 전념했다. 젖이 부족하여 채현이가 보챌 때면 마음이 타는 것 같았다. 그래도 젖먹이기만은 포기하고 싶지 않아서 때로는 유축기를 이용해 젖을 짜내고, 어떤 때는 손으로 짜며 양을 늘리기 위해 노력했다. 채현이에게 100분 나체요법과 3일 단식을 시켰다. 그래서인지 신생아 황달도 없었고 태변도 아주 많이 누었다. 변 색깔도 좋으며 하얗고 보들보들한 피부 덕분에 외출하면 예쁘다는 소리를 꼭 듣는다.

젖몸살을 온찜질로 이겨내며

차츰차츰 젖 양이 늘어나면서 아이도 서서히 젖에 익숙해져 갔다. 그런데 문제

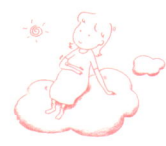

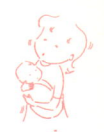

는 젖몸살이었다. 갑자기 젖이 불어 딱딱하게 굳으면서 열이 나고 감기몸살 앓듯 온몸이 쑤셨다. 한두 번 몸살을 앓고 난 다음부터는 미리 뜨거운 수건을 준비해 두었다가 젖을 짜고 난 다음 온습포를 해주었다. 젖이 일정량 차면 아이에게 먹이거나 짜내야 했다. 일정량 이상 젖이 분 상태가 지속되면 젖몸살이 오는 것 같았다. 젖몸살을 막기 위해 자다가도 일어나 온찜질을 하고 젖을 짜내곤 했다. 그렇게 석 달 정도 지나자 양도 많아지고 아가도 젖을 잘 빨게 되었다.

아가의 젖 먹는 양이 많아지면서 내 식생활에도 나름대로 신경을 썼다. 미역국밥을 자주 먹다가 소화력이 회복되면서 잡곡밥을 먹기 시작했다. 이가 제자리를 잡아 가면서 미역국에 감자도 썰어 넣고 새우도 갈아 넣어 먹었다. 때로는 들깨가

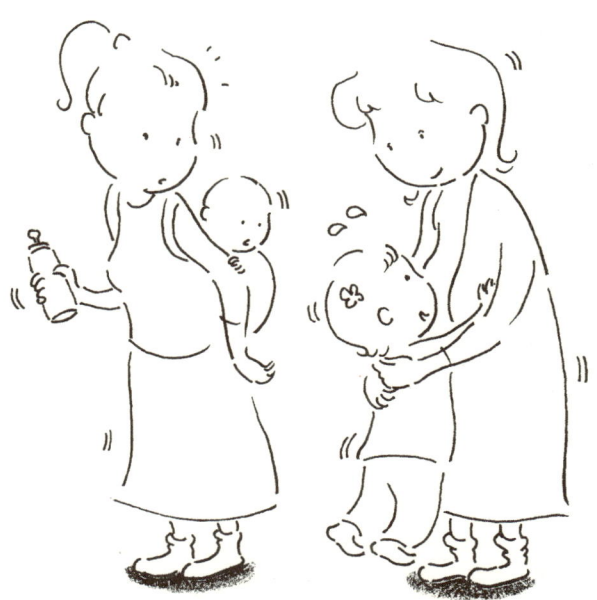

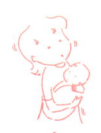

루를 충분히 갈아 넣어 미역국을 끓여 먹었다. 모유를 먹여서 그런지 채현이는 만 6개월까지 튼튼하게 잘 자라 주었다. 예방접종하러 가는 것 이외에는 병원에 갈 일이 없었다.

아이가 건강하니까 조금 방심하게 되어 아이를 데리고 외출도 자주 하게 되었다. 그 때문인지 7개월 들어가면서 채현이가 아프기 시작했다. 코감기, 목감기, 열감기를 돌아가며 앓아 엄마 속을 태웠다. 그러나 나는 여전히 모유 수유를 기본으로 하고 이유식을 시작했다. 7~10개월까지 자주 아프던 채현이는 11개월 들어가면서 다시 안정되기 시작했다. 채현이의 아래, 위 8개 정도 나면서 가끔 이로 젖꼭지를 깨물어서 아플 때도 있다. 하지만 젖을 물고 엄마를 쳐다보며 웃는 채현이를 보면 너무나 행복하다.

엄마 전 텔레비전 방송에서 최 대표의 강의를 듣던 중 '한 돌까지는 당연히 먹이고… . 두 돌까지는 유희의 개념 혹은 정서적 안정감을 위해 젖을 먹일 필요가 있다'는 말을 듣고 깊이 공감했다.

첫 돌 잔치를 앞둔 어느 날, 만삭까지 참석했던 골프 모임에 나갈 준비를 하면서 젖을 떼어야 하지 않을까 생각해 보았다. 돌이 지나면 젖은 영양가가 없으니 떼라는 주위의 이야기나 둘째를 가지려면 빨리 젖을 떼라는 남편의 권유를 들을 때마다 마음이 조금 흔들리기도 했다. 그러나 젖을 만지고 빨면서 행복해하는 채현이 얼굴을 대하면 '도대체 무엇 때문에 젖을 끊어야 하나' 하는 생각이 들어 아예 젖 뗄 생각은 접어두기로 했다. 주위에서 무어라 하든 '두 돌까지는 반드시 먹여야지' 하고 혼자 결심하곤 한다.

주위를 돌아보면 20대 산모들이 젖이 나오지 않아서 분유를 먹이며 고생하는 모습을 보게 된다. 그에 비하면 마흔 중반이 넘어서도 아이를 낳고 젖을 먹일 수 있는 나는 얼마나 다행인가 싶어 감사한 마음이 든다. 감사한 마음에 때로 젖동냥

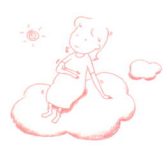

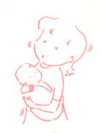

을 해주기도 했다. 나는 요즘 미혼남녀를 보면 '수수팥떡 전도사'가 된다. 최소한 아기를 낳기 몇 년 전부터 몸을 만들어야 한다고 열심히 '설교'를 하고, 그 방법은 『황금빛 똥을 누는 아기』에 있으니 꼭 읽어 보라고 권한다.

모유 수유, 의지가 중요

그럼에도 나는 결코 모유 수유가 쉬운 일이 아니라는 사실을 깨달았다. 몸은 산후풍으로 힘든데 젖까지 먹이려니 참으로 고통스러운 순간도 있었다. 손목과 발목 그리고 온몸의 신경줄이 다 땅겨 올라오는 듯한 통증이 밀려 온 적도 있다. 그러나 엄마 젖을 물며 너무나 행복하고 평온한 채현이의 얼굴을 보는 순간 통증은 씻은 듯이 가셨다.

나는 나이 많은 엄마여서인지 몸매가 망가진다는 이유로 젖을 먹이지 않는 엄마들을 보면 안타깝다. 사실 모유를 먹이면 엄마 몸도 빨리 회복되며 자궁도 더 빠르게 수축한다. 게다가 칼로리 소모가 많아 체중도 빨리 회복된다. 이제 겨우 하나 낳아 보고 할 말이 그리도 많으냐고 할지 모르지만 정말 채현이를 낳아 키우면서 인생 공부도 많이 했다. 내 일거수일투족을 따라하는 채현이를 보면서 엄마가 올바로 살고, 그러기 위해 쉼 없이 공부해야겠다는 생각이 들었다.

거의 30분마다 젖을 찾는 채현이, 달라붙어 젖을 빠는 아기와 씨름하다 보면 집안일은 한쪽에 산더미 같이 쌓여 있다. 하지만 엄마를 보며 활짝 웃는 채현이를 보면 모든 시름과 걱정은 십리 밖으로 도망가고, 기절 직전의 기쁨만 존재한다. 젖이 불었을 때 채현이가 젖을 쭉쭉 빨아 주면 얼마나 시원한지, 그럴 때마다 나는 아기의 젖 빨 권리와 젖을 물리며 엄마가 행복할 권리에 대해 생각한다.

그래서 단학수련 시간에도 채현이가 옷자락을 들추며 낑낑대면 즉시 뒤돌아

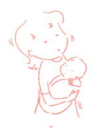

앉아 젖을 먹인다. 일본어학원에 가도 아기가 젖을 찾으면 망설이지 않고 젖을 꺼내 물린다. 동화구연시간에는 더 말할 나위 없이 잽싸게 젖을 물린다.

가끔 채현이를 데리고 나가면 손녀냐고 묻는 사람들이 있다. 하긴 마흔여섯이면 손녀를 볼 나이이기도 하다. 그런 질문을 받으면 더 보란 듯이 젖을 꺼내 놓고 물린다. 나는 주위 시선과 상관없이 채현이가 원할 때까지 젖을 먹일 생각이다. 채현이 11개월 때 생리가 시작되어 이제 둘째를 낳기 위한 몸 만들기에 들어갔다. 산후풍이 아직 남아 있어 걱정도 되지만 평소 채식과 냉온욕을 꾸준히 하고 있어 개선되리라 생각하고 있다.

모유 수유 간격에 대해 마지막으로 한마디 보태자면, 처음엔 나도 일정한 간격을 두고 모유 수유를 하려고 애썼다. 그러나 아이가 기다리지 못해 마구 울어서 그렇게 하지 못하고 원할 때마다 젖을 물렸다. 그래서 모유 수유 간격에 대해서는 아이 스타일에 맞추는 것이 정답이 아닌가 생각한다. 수수팥떡과 『황금빛 똥을 누는 아기』 덕분에 우리 채현이는 건강하게 잘 자라고 있다. 감사할 일이다.

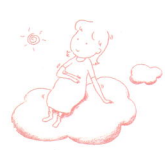

집에서 분만 후 모유 수유

혜리 아빠 이태근

 우리 부부는 33세라는 적지 않은 나이에 돌 지난 혜리를 키우고 있다.

난 초등학교 5학년 때 신장염, 폐렴 등의 병을 심하게 앓았다. 물론 지금은 건강하다. 그때 음식으로 완쾌한 경험이 있어 자연건강법에 대한 확신이 있지만, 집사람은 20대 초반까지 인스턴트 음식을 입에 달고 살았다고 했다. 특히 우유, 달걀은 물론이고 육류, 튀김, 과자 등으로 배를 채울 때가 많았다는 이야기를 듣고 걱정을 했는데, 다행스럽게도 결혼 전후에 정크 푸드의 해로움을 안 집사람은 식습관을 야무지게 바꾸었다. 그리고 집사람은 결혼한 지 1년 만에 임신을 했다.

임신 사실을 안 아내와 난 기쁘기도 했지만 한편으로 조금 걱정도 되었다. 식생활도 바꾸고, 몸의 유연성도 키우고, 단식하여 몸을 건강하게 한 뒤 아기를 가지고 싶었지만 제대로 실천하지 못했기 때문이다. 그래서 기쁨과 우려가 반반이

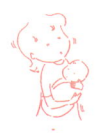

었다. 우리 부부는 임신 사실을 안 뒤 생활을 근본적으로 바꾸기 시작했다. 임신 후 먹을거리는 가능하면 자연식으로 하도록 신경을 썼다. 그리고 집사람은 몸의 유연성을 높이기 위해 규칙적으로 집에서 운동을 하기 시작했다.

물론 자연분만을 하기 위한 노력이었다. 당연히 처음엔 병원에서 분만하려고 했다. 그런데 여러 검사를 받으면서 병원이 불편하게 느껴지기 시작했다. 우리는 꼭 출산을 병원에서만 해야 하나 생각했다. 물론 병원 내에 가족 분만실도 있고, 시설 좋은 조산소도 있었지만 과연 그곳에서 '우리가 편하게 아기를 출산할 수 있을까' 하는 의문이 소록소록 피어올랐다.

집에서 출산하기로 결정

낯선 병실에 누워 내 아기를 낳아야 한다는 것, 그리고 몇 %에 불과한 분만 사고를 예방하거나 출산을 돕는다며 각종 기계장치를 산모 몸에 붙여 놓고 임산부를 환자 취급하는 분위기가 싫었다. 게다가 임산부가 힘들 때 병원은 도움이 되어주지 못했다. 특히 집사람이 입덧을 할 때 병원은 너무 형식적이었다. 집사람이 입덧으로 힘들어해 병원을 찾았을 때 병원에서는 몇 가지 말만 되풀이했다. '입원하세요!', '영양제나 링거 맞으세요!'라고 말이다. 집사람 역시 링거를 몇 차례 맞았다. 하지만 입덧이란 게 시간이 지나고 운동을 병행하면 자연히 지나가는 것이란 걸 나중에 알게 되었다. 그 뒤 정기적인 검사만 했다. 지금 돌이켜 생각하면 그렇게 자주 병원에 갈 필요가 있었을까 싶다.

그런 와중에 우리 부부는 '집에서 출산을 하면 어떨까'라는 생각을 하게 되었다. 집에서 하면 탯줄도 옛날 식으로 길게 자를 수 있고, 풍욕과 생후 첫 단식도 편하게 시킬 수 있지 않을까 하는 생각도 있었다. 다행히 집에서 아기를 많이 받

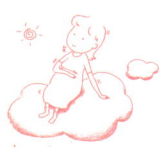

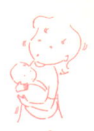

아 보신 경험 많은 분(70이 넘으신 어르신)의 얘기를 듣고 별로 어려울 게 없다는 확신이 섰다. 우리는 집에서 낳기로 결정을 하고 난 뒤 저녁마다 『황금빛 똥을 누는 아기』를 읽었다. 그리고 보폭 넓게 해서 걷기, 집사람의 허리·골반 유연성을 좋게 하는 운동, 아내의 배위에 아빠 두 손을 올려 아기와 느낌 나누기 등을 열심히 병행했다. 특히 집사람의 배위에 손을 올리고 집사람, 아기와 느낌 나누기 등을 열심히 병행했는데, 그 시간은 말로 표현 못할 깊은 교감을 주었다. 이 방법은 다른 예비 아빠들에게도 권하고 싶다. 집사람과 나는 임신 3개월 이후부터 배위에 손 올리기를 시작했는데, 생후에도 뱃속 아기와의 대화는 큰 도움이 되었다고 생각한다.

이와 병행해서 집사람은 출산 3개월 전부터 특히 전신의 유연성과 근력을 좋게 하는 운동을 열심히 했다. 집사람은 출산 전날까지 열심히 운동한 덕분에 다리가 일자로 벌어질 정도로 유연하게 되었다. 그리고 배의 힘을 키워 분만을 순탄하게 하기 위해 윗몸 일으키기도 매일 10회씩 했다. 그렇게 자연분만을 준비하면서 '혹시나' 하는 마음에 가장 가까운 산부인과 응급실 전화번호도 준비해 두었다.

집에서 순산하다

출산 당일 우리가 자는 방에서 집사람은 분만을 준비하고 있었다. 새벽부터 조금씩 시작된 자궁 수축은 오후 2시를 전후로 간격이 빨라졌다. 그러다가 아기의 머리가 반달처럼 나왔다가 들어간 뒤, 두 시간이 지난 후 두 번째 만에 아기가 바로 나왔다. 하얗고 통통한 탯줄을 달고 톡 나온 아기는 울음으로 자기 존재를 알렸다. 씻을 필요도 없이 깨끗했다. 아기의 엉덩이를 때릴 필요도 없었다. 아기가 누워 있는 위치만 바꾸어 준 것 외에는 아기에게 손 댈 일이 거의 없었다. 아

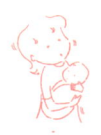

기에게 조금 묻어 있는 엄마 배출물만 닦아주고 탯줄을 어른 한 뼘으로 자르고 난 뒤 배에 감아 두고 바로 100분 나체욕을 했다. 그리고 연하게 우린 감잎차와 물을 나무 숟갈로 한 숟갈 정도 주었는데 아기는 잘 받아 먹었다. 그러는 동안 태반도 나왔다. 그 태반을 집 근처 감나무 밑에 묻어 주었다. 저녁쯤 되니 아기가 또 울기 시작했다. 목도 마르고 배가 고팠는지 보채었다. 그래서 준비한 감잎차와 생수를 숟갈로, 젖병으로 번갈아 가면서 먹였는데 많이 먹진 않았다. 10cc도 안 되게 먹었다. 첫날 밤 자다 깨다를 반복하며 그때마다 같은 방법으로 아기의 울음을 달랬다.

그러면서 한 번씩 아기는 변을 보는데 정말 그렇게 어두운 색의 변은 처음 보았다. 태변이란 것을 알 수 있었다. 그러는 동안 젖 마사지를 하여 초유를 준비했다. 3~4일 뒤 집사람에게서 초유가 아주 조금 (20cc도 안 되게) 나왔다. 그걸 젖병에 담아 아기에게 먹였는데 그날 정말 설사기의 변을 보기 시작하면서 황금색 변을 누었다. 5일째부터 모유를 먹이기 시작했다. 배 위에 감아 두었던 탯줄은 6일 정도 후 말라서 그냥 떨어졌다. 물론 그때까지 목욕은 시키지 않았다.

초기 2주 정도까지는 집사람의 젖이 많이 나오지 않았다. 젖몸살도 아프게 했다. 집사람은 출산 후 7일 정도 젖몸살을 앓았다. 가만히 누워 있으면 참을 만하다고 했는데, 조금이라도 움직이면 매우 아파했다. 단단해진 가슴은 찜질을 해도 잘 풀리지 않았고 걷지 못할 정도가 되었다. 그래도 우리는 하루 서너 번씩 찜질을 해주었다. 나는 아내가 아파하지 않도록 살살 젖마사지도 해주었다. 유축기로 젖을 짜내기도 하고 내가 직접 빨아 젖이 나오는 길을 열어보려 시도하기도 했다. 너무 아팠던지 아내는 울기까지 했다.

젖망울이 풀어질 무렵 아기가 젖을 빨아 주었다. 아기가 젖을 잘 빨게 되자 신기하게 젖몸살이 가셨다. 아내는 아기가 젖을 빨자 '시원하다'고 했다. 이런저런

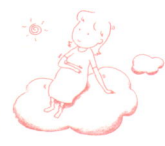

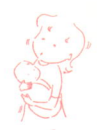

걱정도 했지만 시간이 지날수록 아기의 수유 패턴에 맞게 젖이 나오기 시작했다. 집사람은 직장을 다니고 있어 모유 수유를 걱정했다. 그리고 일주일에 2일만 직장을 나가게 되었는데 유축기로 모유를 짜내 냉동시켜 먹이는 것으로 수유 문제는 해결되었다. 그리고 혜리는 10개월이 되는 지금, 모유에서 이유식까지 잘 먹고 잘 자라고 있다. 이유식은 '아기사랑모임' 자료와 우리 부부의 식자재 일부, 제철 과일을 함께 사용하여 만들고 있다.

혜리는 생후 5개월부터 이유식을 시작했다. 처음에 어른 숟갈로 한 숟갈 정도 흰쌀을 불려 생새우 등을 갈아 미음을 끓여 먹였다. 가는 새우를 일주일에 70마리 정도 갈아 먹였다. 야채는 갈아 즙을 내어 죽에 넣었고, 계절별로 나오는 과일 즙을 만들어 첨가해 먹였다. 8개월부터는 불린 쌀, 새우, 기타 채소(시금치, 당근, 단호박, 청경채, 양배추, 브로콜리, 완두콩, 양파 등)를 섞어 먹이다가 차츰 서너 가지로 늘려 갔다.

11개월부터는 아기가 밥 먹기를 원해 밥을 주었다. 이때는 된장국, 콩나물국, 새우국 등과 함께 반찬을 먹였다. 두부, 나물, 먹기 쉽게 조리한 채소, 계란찜 등 자극이 덜한 반찬을 곁들였다. 어른이 밥을 먹을 때 하루 세 끼 함께 밥을 먹였고, 간식은 중간중간 먹었다. 부드러운 과일은 그냥 주었고, 딱딱한 과일은 갈아서 먹였다. 감자, 고구마, 단호박 삶은 것이 간식의 단골 메뉴다. 잣은 그냥 먹였고, 호두는 엄마가 씹어서 먹였다. 지금 혜리는 15개월인데 밥은 물론 간식도 잘 먹는다. 모유의 양은 줄었지만 정서적인 안정을 위해 그냥 먹이고 있다.

모든 아이를 집에서 낳기 어려울 것이다. 하지만 집에서 낳기 위해 우리 부부가 식습관과 운동에 신경 썼던 것처럼 다른 분들도 준비한다면 병원이나, 조산소, 집 등 장소에 상관없이 건강하고 튼튼한 아기를 자연분만으로 낳을 수 있을 거라 생각한다. 물론 과학적인 태교도 중요하다. 하지만 생명체가 탄생하는 자신의 몸

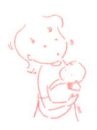

에 아무 음식이나 먹고 마시면서 어떻게 자연분만 하길 바라는지 정말 답답하다. 제대로 된 음식은 고사하고 제대로 된 운동조차 하지 않는 요즘 예비 엄마들을 볼 때면 '그건 아닌데'라는 생각이 든다.

여담인데, 우리 부부가 집에서 아기를 낳았다는 말을 하니 처음에는 다들 웃으면서 '설마…'라는 반응을 보였다. 그리고 엄청난 걱정과 우려들을 했다. 하지만 엄마와 아빠가 생활하는 집안에서 우리 아기에게 세상을 만나게 해준 것은 그 어떤 것과도 바꿀 수 없는 의미 있는 것이었다.

집사람과 나는 행복하다. 아이 덕분에 우리 부부는 식습관에 더욱 신경을 쓰게 되었고, 앞으로도 그렇게 할 것이다.

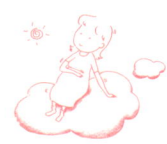

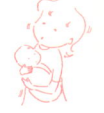

병원과 조산소에서 낳은 두아이

윤기와 율미 엄마 이진영

나는 다섯 살 난 아들과 이제 8개월 된 딸아이를 둔 엄마다. 아들은 서울에 있는 병원에서, 딸아이는 조산소에서 낳았다. 병원과 조산소 모두를 경험해 봤기 때문에 나는 어느 곳이 산모와 아이에게 더 좋은지 말할 수 있다.

첫아이를 낳았을 때도 우리 부부는 자연건강법을 강의하던 최민희 선생을 잘 알고 있었다. 남편은 감리교 목사로 목회를 하면서 환경, 생명 문제에 관심을 가지고 있었다. 또 남편이 발행하는 자연·생명·영성 잡지 『샘』이라는 개인잡지에 최민희 선생께서 『황금빛 똥을 누는 아기』의 일부를 연재하기도 했다.

결혼한 지 8개월 만에 우리 부부는 첫 아이의 잉태를 하느님께 감사드리며 기뻐했다. 가까운 산부인과에서 임신 여부를 확인하고 돌아온 우리는 첫아이에 대한 기쁨과 처음 겪게 될 앞으로의 일들에 대한 두려움을 동시에 느꼈다. 그때까

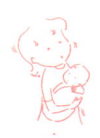

지만 해도 조산소가 서울에 있는지조차 몰랐으며, 알았다 한들 조산소보다는 병원이 더 안전하리라는 생각을 가졌을 것이다. 우리 부부는 더 이상 고민하지 않고 집에서 가까운 종합병원을 찾았다. '처음'이라는 것이 사람을 비주체적으로 만들 수 있다는 것을 그때 알게 되었다. 한 달에 한 번씩 정기적으로, 아니 의무적으로 병원에 가서 진료와 더불어 각종 검사를 받아야 했다. 담당 의사는 나를 생명을 잉태한 거룩한 어머니로 대하지 않았다. 늘 똑같이 '아기는 아직 건강합니다. 오늘은 이런 검사 받고 가세요'라고 말할 뿐이었다. 병원을 다니면 다닐수록 생명이 질시되는 것을 느낄 수 있었다. 물론 모든 병원이 다 그런 것을 아니겠지만 말이다.

우리 부부는 산달이 가까워지자 신대방동에 있는 국립병원으로 옮겼다. 전에 다니던 병원의 담당 의사는 남자였는데, 이 병원은 여자여서 좀 안심이 되었다. 나는 산부인과 담당 의사에게 분명한 어조로 말했다. '자연분만을 하고 싶고, 모유를 먹이고 싶다'고 말이다. 산부인과 의사는 같은 여자여서 공감을 해 주었고 잘해 보자고 격려를 했다.

그런데 예정일보다 열흘이 지나도 진통의 기미가 보이지 않자 담당 의사는 조심스럽게 제왕절개를 권했다. 분만 일이 늦어지면 오염된 양수로 아기에게 나쁜 영향을 줄 수 있다는 것이었다. 그래도 나는 하느님이 정해 주신 날에 아기가 이 세상에 나오기를 바란다며 제왕절개를 거부했다. 다시 3일이 지나고 예정일보다 2주가 지난 주일 저녁, 교회에서 주일 예배를 드리고 병원에 입원을 했다. 입원을 하자 병원에서는 촉진제를 투여했고 잠시 후 진통이 시작되었다. 진통은 20시간 계속되었다. 진통이 장시간 진행되자 병원 측에서는 만일을 대비해 수술서약서에 사인하도록 남편에게 권하기도 했다. 그러나 고맙게도 담당 의사는 23시간이나 되는 오랜 진통을 기다려 주었고, 나는 마침내 1999년 7월 12일 저녁 11시에

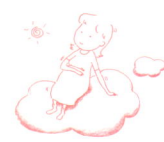

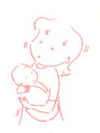

3.4kg의 건강한 남자아이를 출산했다.

　병원에서 출산하면서 가장 힘들었던 것은 23시간의 고통을 남편이나 가족도 없이 나 혼자 분만실에서 감당해야 하는 것이었다. 둘째 아이 때에는 남편과 함께 분만할 수 있는 산부인과를 찾으리라 다짐을 했다.

　아이를 출산한 후 3일 동안 병원에 입원했다. 그동안 회음부절개에 대한 항생제를 투여하였고 배앓이를 완화시키는 진통제도 먹었다. 그리고 자궁이 빨리 아물도록 따뜻한 물에 약물을 섞어 좌욕을 하기도 했다. 물론 이 모든 것은 병원에서 지시한 것이었고, 나는 그대로 따랐다. 그때 나는 병원의 일상적인 약물 투여가 잘못된 것인지 솔직히 알지 못했다. 이러한 약물 투여가 아기에게 모유를 먹이겠다는 나의 다짐을 더욱 힘들게 하는 것이라는 사실을 얼마 뒤 알게 되었다.

　아기는 보채는데 젖이 잘 나오지 않았다. 남편과 친정어머니가 젖마사지를 열심히 해주어도 소용없었다. 친정아버지와 시어머니는 젖이 잘 나오게 한다는 가물치, 돼지 족발을 손수 해주셨지만 여전히 젖은 부족했고 아이는 한 시간 간격으로 젖을 달라고 보챘다.

포도즙으로 부족한 영양 보충

　병원에 있는 동안 먹고 투여받았던 각종 항생제와 진통제가 산모의 젖을 마르게 한다는 것을 그제야 깨닫게 되었다. 나는 모유를 먹여야 한다는 일념 하나로 밤낮으로 아기를 끌어안고 젖을 물렸다. 터무니 없이 부족한 젖 때문에 생후 1개월부터 유기농 포도를 구입해 그 포도액을 아기에게 먹였다. 아기는 부족한 엄마 젖을 그렇게 채워 갔다. 그리고 생후 6개월부터 생협에서 구입할 대장군 선식과 함께 조금이나마 밥도 먹었다. 이렇게 나는 12개월 동안 모유를 먹였다. 지금도

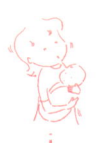

첫아이는 분유 맛을 몰라서 그런지 우유를 잘 먹지 않는다. 식성이 좀 까다롭고 많이 먹지 않는 것이 불만이지만 첫째 아이는 인스턴트를 먹이지 않고 한살림에서 공급받은 유기농산물로 밥을 지어 먹였다. 항아리에 맥반석과 죽염, 그리고 숯을 넣고 정화한 물을 마시며, 또 아무리 추운 겨울에도 옷을 모두 벗어버리고 풍욕을 하면서 자연요법을 실천하고 있다. 아들 녀석은 풍욕을 바람놀이라고 하면서 무척 즐거워하며 건강하게 잘 자라고 있다.

첫째 아기가 자라 엄마의 손이 많이 가지 않을 즈음, 우리 부부는 둘째 아이를 가졌다. 첫째 아이 때와는 달리 우리 부부는 이미 최민희 선생이 출간한 『황금빛 똥을 누는 아기』를 읽었고, 이 책에서 말한 것처럼 아이를 잉태하여 출산하고 양육할 것을 다짐한 상태였다.

우리 부부는 아기를 갖기 전, 일주일 동안 단식을 하며 몸에 있는 독소를 제거하는 데 노력하였다. 그리고 몸의 노폐물뿐만 아니라 마음의 안정과 평온을 유지하기 위해 성경을 읽고 좋은 노래를 들었다. 단식을 끝내고 아기를 갖기로 한 날, 우리 부부는 하느님께 기도했다.

"하늘의 생명을 주옵소서. 당신께 허락하신다면 우리 부부는 하늘처럼 소중하고 거룩한 생명을 돌보기 위해 우리의 모든 것을 받치겠나이다."

하느님은 우리 부부에게 둘째 아이를 허락하셨다. 임신의 유무를 알기 위해 가까운 산부인과를 찾았고, 병원에서는 임신 4주임을 알려 주었다. 그 이후 우리 부부는 더 이상 병원을 가지 않기로 마음먹었다. 첫아이 때 아이나 산모를 위해서 병원이 그리 좋은 곳이 아니라는 사실을 알게 해주었다. 특히 최민희 선생이 둘째 아이 윤서를 조산소에서 출산했다는 이야기를 읽고 깊이 감명을 받은 터라, 우리 부부는 친구 목사의 소개로 서울 답십리 사거리에 있는 '일신조산소'를 알게 되었다.

임신 3개월이 되어 처음으로 조산소을 찾은 우리 부부는 50대 중반의 조산소

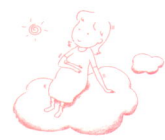

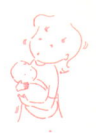

원장님을 대면하고 너무나 기뻤다. 아기의 잉태와 탄생을 진심으로 축하해 주었고, 5~10분씩 기계적으로 진료하고 마는 병원과 달리 조산소는 한 시간 동안 충분히 산모와 태아가 교감할 수 있도록 안내를 해주었기 때문이다.

두 번째로 조산소를 찾아간 날 산파는 이제 더 이상 조산소에 올 필요가 없다며 '산달이 가까우면 그때 오라'고 일렀다. 그리고 집에서 낳을 수 있으면 그렇게 하라고 말했다. 꼭 병원에서만 아이를 출산하도록 분위기를 조성하는 병원과 달리, 집에서 낳아도 된다는 산파의 말에 더욱 마음이 안정되었다. 그리고 아기를 낳는다는 것이 모든 식구들의 축복 속에서 맞이해야 하는 거룩한 일임을 다시 한 번 깨닫게 되었다.

임신 6개월, 내가 평소에 몸담고 있었던 '전국사모합창단'이 미국 순회공연을 떠나게 되었다. 나는 합창단의 유일한 가야금 연주자라 빠질 수 없었지만, 임신중이었기에 망설였다. 그래서 조산소 원장님에게 상의를 드렸는데, 아이는 안정기에 접어들었으니 아무 걱정 말고 미국을 다녀오라고 하셨다. 도저히 불가능할 것이라고 생각했는데 원장님은 '산모가 특별한 존재이기는 하지만, 하나의 생활인으로 일상적인 생활을 하는 것이 중요하다'고 말씀하셨다. 덕분에 편안하고 기쁜 마음으로 한 달여 동안의 미국공연을 잘 마치고 돌아올 수 있었다.

그 후 나는 예정일을 한 달 남겨 놓고 조산소를 방문했다. 원장님은 이슬이 비치면 조산소를 찾으라며 편한 마음으로 준비하라고 하셨다. 조산소를 떠나 집에 오는 길에 우리 부부는 청량리역 부근에서 우연히 목회일을 하는 남편의 친구를 만났다. 조산소에 다녀온다는 소리에 친구 목사는 자신의 아내도 산달인데, 첫아이의 머리가 커 제왕절개로 낳았지만 둘째 아이는 자연분만으로 낳고 싶다고 했다. 그런데 둘째 아이도 머리가 크다며 병원에서는 여전히 수술을 권한다는 것이다. 친구 목사의 걱정스런 말을 듣던 남편은 이내 조산소를 소개해 주었다. 그 후

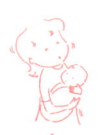

20여 일이 지나 친구 목사의 아내는 조산소에서 네 시간의 짧은(?) 진통 끝에 건강한 남자 아이를 출산했다. 병원에서는 제왕절개 경험이 있는 산모는 자연스럽게 수술로 아이를 낳아야 한다고 말을 한다. 또 아이의 머리가 크거나 몸이 거꾸로 되면 수술하라고 한다. 그러나 조산소에서는 이 모든 경우에도 자연분만이 가능하다고 말한다.

예정일이 3일 정도 지나자 조금씩 이슬이 비치기 시작했다. 나는 남편과 네 살 된 아들 녀석과 함께 조산소를 찾았다. 조산소에 도착하자 산파는 조그만 대기실로 우리 가족을 안내하며 함께 생활해도 된다고 말했다. 진통 간격이 짧아지고 강도가 높아지자 내 몸에서는 식은땀이 흘러내렸다. 산파는 내게 커다란 고무공을 주며 배 마사지를, 남편에게는 페트병에 따뜻한 물을 담아 산모의 등을 마사지 해주기를 권했다. 남편은 내 이마에 흐르는 땀을 닦아 주고 마사지는 물론 손도 잡아 주며 산고의 고통을 함께 했다.

병원에서 혼자 23시간 동안 진통하던 것을 생각하면 이 진통은 얼마나 행복한 것인가. 사랑하는 남편이 곁에 있고, 아들 녀석은 조산소에 온 친구들과 함께 뛰어 놀며 나올 동생을 기다리고 있지 않은가. 진통을 시작한 지 여섯 시간 만에 산파는 분만실로 나를 옮기도록 했다. 분만실은 병원처럼 불빛이 환하지 않고 흐릿했으며 산모의 안정을 위해 향을 피워 놓았다. 그리고 잠시 후 남편이 분만실에 들어왔다. 남편은 내 손을 잡아 주었고, 나는 더욱 힘을 낼 수 있었다. 아기의 검은 머리가 보이자 산파는 따뜻한 물을 부었다. 그것이 윤활유가 되어 금방 3.2kg의 건강한 여아가 자궁에서 솟아났다. 탯줄을 자르기도 전에 산파는 아기를 내 품에 안겨 주었다. 이제 막 세상에 나온 내 아이를 맞이할 사람은 바로 엄마 자신이라는 것이다. 아직 태지가 마르기 전 촉촉한 아기의 살결과 숨결을 느낄 수 있어 얼마나 행복했는지 모른다. 잠시 후 산파는 남편에게 아기의 머리에 손을 얹고 축

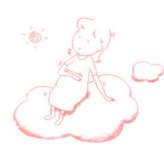

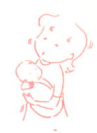

복 기도를 부탁했다. 남편은 떨리는 목소리로 기도를 시작했다.

"하느님, 귀한 생명을 주시니 감사드립니다. 그리고 아기야, 이 세상에 온 것을 엄마 아빠는 환영한다. 하느님, 당신이 보내 주신 이 생명을 소중하게 잘 돌보고 양육하겠나이다."

기도를 마치자 산파는 남편에게 탯줄을 자를 것을 권했다. 남편은 지난 10개월 동안 엄마 생명과 연결되었던 생명줄을 잘라주며, 한 생명으로 이 세상에 왔음을 축해 주었다. 산파는 엄마가 있는 회복실에 아기도 함께 두고 바로 100분 동안 풍욕을 시켰다. 아이는 처음에 울다가 이내 자연바람이 좋은지 곤히 잠이 들었다. 풍욕을 마치자 산파는 아기의 태변을 전신에 발라 주었다. 아기 피부를 좋게 하기

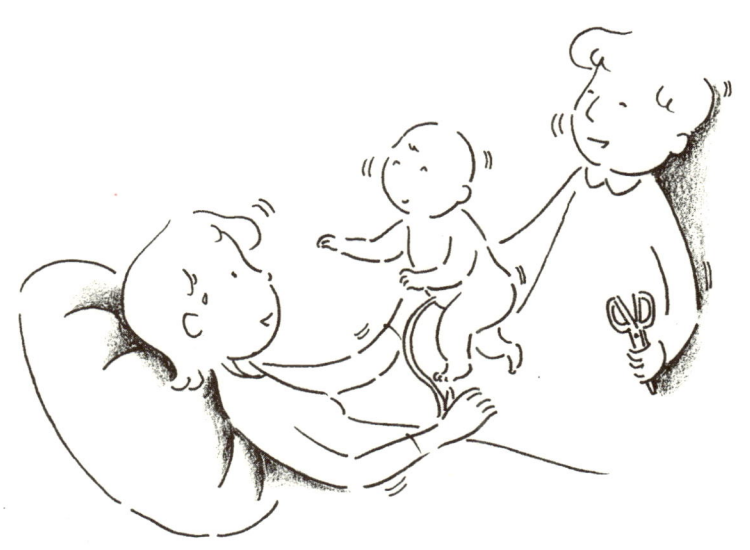

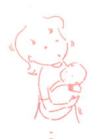

위해서라며 오랜 전부터 이 조산소에서는 그렇게 해 왔다고 했다.

3일 단식 후, 모유 수유

3일 동안 하늘이 허락한 단식을 아이에게 시켰음은 물론이다. 아이가 보채면 보리차를 주고 가끔 엄마 젖을 물리는 연습을 시켰다. 출산 다음날 아침, 시골에서 올라오신 시어머니, 남편과 네 살 난 아들을 한자리에 모은 산파는 밤새 자기가 작성한 아기를 환영하는 글을 읽어 주었다. 이 얼마나 은혜의 시간이요, 기쁨의 시간인가. 한 생명이 이 세상에 오는 일이 얼마나 큰 축복인지를 조산소에서 보여준 것이다. 하느님께서 허락하신 생명을 물건처럼 기계적으로 맞이할 수 없는 일이 아닌가. 이처럼 감격과 축제 속에서 아이를 맞이해야 하지 않겠는가. 오늘날 사람이 태어나는 일이 너무 상업적으로 흐른 것이 안타까울 뿐이다. 이러한 조산소가 다시 살아나기를 간절히 기도해 본다.

병원과 달리 조산소에서는 출산 다음날 집으로 귀가를 권한다. 출산 다음날부터 배앓이가 심할 텐데 조산소에 있는 것보다 식구들과 함께 하는 것이 산모를 위해서 좋기 때문이다. 병원에 있을 때보다 항생제와 진통제, 기타 약물에 의지하지 않고 알몸 그대로, 자연적으로 산후통을 이겨내야 하기에 힘겨웠고 고통은 컸다. 나는 산후조리원을 찾지 않았고 집에서 남편이 산후조리를 해 주었다. 남편은 정성을 다해 미역국을 끓여 주고 아이를 목욕 시키며 기저귀도 빨아 주었다.

병원에서 출산한 첫아이 때, 젖이 잘 나오지 않아 고생한 것에 비해 둘째 아이는 가물치나 돼지 족발 같은 것을 먹지 않아도 젖이 잘 나왔다. 아이는 풍부한 젖에 기뻐 잘 노닐고 잠도 잘 잤다. 물론 첫 아이보다는 둘째 아이가 수월한 탓도 있겠지만 나는 조산소에서 아이를 출산하면서 어떤 약물도 사용하지 않은 영향이라

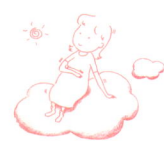

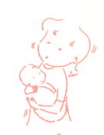

고 생각한다. 자연 그대로 아기를 출산하고 기르니 자연 그대로 엄마의 젖이 잘 돌고 나오는 것이다. 나는 둘째 아이만큼은 오랫동안 충분히 모유를 먹일 생각이다. 첫째 아이는 젖이 잘 돌지 않아 12개월밖에 먹이지 못했지만, 모유를 먹이는 것이야말로 내가 아이에게 줄 수 있는 최고의 선물이기 때문이다. 돈으로도 살 수 없고 값을 매길 수 없는 엄마의 몸에서만 나오는 생명의 젖, 사람이 이 세상에 나면서부터 자기 아기에게 먹여 왔던 젖, 그 모유를 나는 내 아이에게 계속 먹일 생각이다. 엄마와 아이를 위해….

분유 알레르기였던 아이들

수수팥떡 모임 총무 신라영

나는 두 아들을 키우는 엄마다. 아이를 둘밖에 낳지 않았지만 내 아이들은 성격부터 체질까지 모두 달랐다. 당연히 기르는 과정도 차이가 난다. 첫애는 몇 달 젖을 먹였고, 분유 부작용이 심해 이유식을 빨리 시작했다. 그리고 둘째 아이는 오곡미음을 먹여 키웠다. 모유가 나오지 않으면 분유를 먹이는 것이 상식인데, 내가 오곡미음을 먹인 데는 남다른 연유가 있었다.

큰아이가 30개월 둘째가 백일쯤 되었을 때, 남편이 갑자기 세상을 떠났다. 매년 하는 건강검진에서 아무 이상이 없다는 진단을 받았던 남편인데, 둘째를 낳고 한 달 후부터 배가 아프다고 하더니 암 선고를 받았다. 당시에는 치료법이 없어서 치료도 제대로 받아 보지 못했다. 우리나라에서 최고의 시설을 갖춘 병원에서 진료를 받았으나 아무 방법이 없다고 하였다. 사람의 명이 참으로 덧없고, 질병 앞

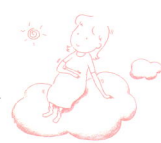

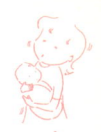

에서는 현대의학도 무기력하다는 것을 가슴 깊이 느꼈다.

남편이 죽고 나자 두 아이를 건강하게 키우는 것만큼 내게 중요한 일은 없었다. 단지 건강하게 키우는 것만이 아니라 아버지의 몸을 닮았을 아이들의 몸을 다른 몸으로 바꾸고 싶었다. 아이들마저 아빠처럼 되는 일은 없어야 하지 않겠는가.

아이들을 건강하게 키우는 방법이 문제였다. 다행히 남편이 죽기 직전 자연건강법을 알게 되었다. 남편을 살리기엔 너무 늦은 자연건강법이지만 그것으로 아이들만큼은 건강하게 키우리라 마음먹었다.

분유가 체질에 맞지 않은 두 아이

큰아이는 초유만 먹이고 혼합 수유를 하다가 백일쯤부터 분유만 먹여 키웠다. 가장 비싼 분유를 먹였지만 감기와 결막염, 장염, 고열 등을 자주 앓았다. 그래도 이유식은 직접 만들어 먹였다. 인스턴트 이유식을 잘 먹지 않았고 내가 고기를 좋아하는 편이 아니어서 쌀죽에 채소를 한 가지씩 넣어 만들어 먹였다. 그래도 병원을 자주 다녔고, 응급실 신세도 몇 번 졌다. 장염으로 입원도 했다. 감기에 걸리면 치료를 잘한다는 소아과는 물론, 조금만 아파도 미리 치료를 하겠다는 생각에 병원을 찾았으며 이비인후과나 안과 등 두세 군데의 병원도 다니고 있었다. 아이는 가볍고 작은 편이었다.

큰아이를 별 어려움 없이 자연분만하였기에 둘째도 자연분만을 생각했지만 예정일이 한참 지나도 진통이 오지 않아 촉진제를 맞았다. 여덟 시간 진통을 하고도 자연분만이 어려워 응급 제왕절개로 아이를 낳았다. 수술을 한 탓에 병원에 오래 있었기 때문에 둘째는 처음부터 분유를 먹었다. 그런데 집에 오자마자 설사를 했다. 모유는 겁이 나서 먹이지 못하고 특수분유만 먹이면서 계속 치료를 받았다.

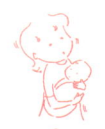

설사를 심하게 해서 몸무게가 많이 빠져 탈수를 우려해야 하는 상황이었다.

우유 먹는 횟수보다 설사가 잦아 엉덩이는 항상 짓물러 있었다. 병원 처방전대로 항생제와 지사제 계통의 약, 보라색의 포도당가루 등을 먹였다. 그러던 중 남편이 입원하게 되어 한 달이 조금 지난 아기를 친지에게 맡기게 되었다. 당연히 산후 몸조리나 둘째의 먹을거리는 전혀 신경을 쓸 수 없는 상태였다.

남편을 위해 한겨레 문화센터의 자연건강법 강좌를 등록했는데 강좌가 시작되기도 전에 남편은 세상을 떠났다. 그렇게 허무하게 남편을 보내고나니, 집에서 두 아이와 있는 것이 너무 불안하고 힘들어 일주일에 한 번씩 강의를 들었다. 남편의 암을 고치기 위해 알게 된 방법이라 건강한 사람, 더구나 아이들에게 자연건강법을 적용하겠다는 생각은 못했는데, 육아나 먹을거리에 대한 강의를 들으면서 모든 게 달리 보이기 시작했다. 그때부터 자연건강법은 나에게 새로운 길이었다. 어떻게 살아야 하는지 막막했던 나에게 길이 보였다.

특히 병은 어느 날 갑자기 생기는 것이 아니라 잘못된 생활의 결과이며, 평소 건전한 생활태도는 큰 병도 예방할 수 있다는 내용이 마음 깊이 와 닿았다. 육체는 부모로부터 물려받지만 자신의 의지로 먹을거리를 관리하고 풍욕, 냉온욕 등을 하면 얼마든지 건강하게 만들 수 있다는 점이 희망으로 다가왔다. 강의를 듣고 나자 아이에게 맞지도 않은 분유를 계속 먹일 수가 없었다.

그래서 가족의 먹을거리를 바꾸면서 백일이 지난 아기에게 오곡미음과 녹즙을 먹이게 되었다. 특수분유를 먹고 있었는데도 둘째는 계속 설사를 했다. 다행히 오곡미음으로 바꾼 뒤 더 나빠지지 않았다. 그래서 용기를 내어 오곡미음의 양을 조금씩 늘렸다. 처음에는 오곡미음만 먹였는데 하루 먹을 분량의 오곡미음을 끓여 먹이면서 분유의 양을 줄여 나갔다. 이유식 젖꼭지에 구멍을 약간 뚫어서 흐를 정도로 오곡미음의 농도를 맞추었다. 익숙해지고 난 후에는 오곡미음을 조금 진하

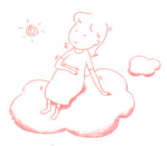

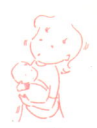

게 끓였다. 그리고 먹일 때마다 따뜻한 물로 농도와 온도를 동시에 맞추었다. 이 방법은 외출할 때도 유용했다. 진하게 끓인 미음은 은행이든 음식점이든 뜨거운 물을 받아서 희석하면 농도와 온도를 맞추기 쉬웠다.

분유 한 번, 오곡미음 한 번을 번갈아 먹이다가 산야초효소를 희석해 조금씩 먹였다. 아이가 6개월 들어서면서 한 티스푼의 녹즙을 하루에 한 번, 물에 희석하여 먹였다. 다행히 오곡미음으로 바꾸면서 아이의 변 상태도 좋아지고 토실토실 살이 올랐으며 물김치 등도 잘 받아먹었다.

5개월 정도부터 젖병에 넣어 먹이던 오곡미음 외에 곡식을 갈은 미음을 수저로 먹였다. 생수에 오곡가루를 넣고 끓이다가 물기가 없어지면 그날 끓인 국물을 넣고 농도를 조절했다. 콩나물국을 끓인 날은 콩나물국물을 넣고, 된장국을 끓인 날은 된장국물을 넣어 먹였다. 따로 간을 할 필요가 없었다.

당근죽을 끓일 때는 멸치, 당근, 다시마 등을 우려낸 물에 쌀가루를 넣고 미음을 끓였다. 체에 받친 당근즙을 미음에 넣으면 색이 아주 곱게 우러나 보기에도 좋다. 이런 식으로 여러 가지 채소를 이용하여 미음을 끓여 먹였다. 하루에 두 번 죽을 먹이고 점심때와 늦은 밤에는 오곡미음을 젖병에 넣어 먹였다. 산야초효소 희석한 물을 새벽 또는 오곡미음이나 이유식을 먹는 사이에 먹였다.

8개월쯤 되어서는 곡식을 불려 갈아서 오곡가루 반, 곡식 반으로 죽을 끓여 먹였고, 차차 곡식을 불려서 곡식으로만 만들어 먹였다. 10개월 즈음에는 가족이 먹는 오곡밥을 작은 뚝배기에 넣고 다시 물을 넣어 푹 퍼지게 끓여 먹였다. 반찬을 따로 신경쓰기보다는 가족이 먹는 음식의 간을 하기 전에 미리 떠두었다가 먹였다. 아이의 이유식이라고 따로 만들기보다, 가족이 먹는 음식을 덜 짜고 덜 맵게 하여 작게 잘라 먹였다.

그 외에 이유식 할 때 꼭 챙긴 것이 있었는데 죽염과 물김치다. 죽염은 매일 두

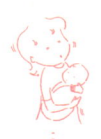

세 번씩 먹였고, 물이 넉넉한 백김치나 동치미를 담가 두었다가 끼니마다 꼭 조금씩 먹였다. 가족의 식사 시간이 아이의 이유식 시간이었다. 아기는 어른들과 함께 먹으니 식욕이 도는지 잘 먹었다. 밥 먹는 시간을 좋아하게끔 식사시간을 맞추다 보니 돌 즈음에는 못 먹는 것이 없게 되었다. 그 즈음 가족들 모두 끼니마다 다섯 가지 이상의 채소를 채 썰어 한 접시씩 먹게 하였는데 할머니, 이모, 삼촌과 둘러앉아 먹다보니 아이들도 채소를 잘 먹게 되었다. 돌 즈음에 연우가 양파를 된장에 찍어 먹는 시늉을 하였는데, 가족이 모이면 지금도 그 이야기를 하곤 한다. 먹을거리를 제한하는 경우 스트레스를 받을 수 있는데, 밥 먹을 때 즐거운 기분으로 행복하게 먹게 하는 것이 참 중요하다고 본다.

지나고 보면 식사 시간에 가족이 둘러앉아 먹었던 분위기가 우리 아이들의 편식을 예방하는 데 큰 도움이 된 것 같다. 세 돌쯤 되었을 때는 아이들과 산으로 들로 쑥이며 돌나물 등의 산나물을 캐러 다녔다. 초고추장을 만들어 돌나물과 밥을 비벼 주면 아주 잘 먹었다. 초고추장이나 쌈장을 만들 때도 사과나 조청을 많이 넣어 아이들이 채소를 찍어 먹게 하고, 가족 모두 각자에게 물병을 만들어 일정량의 물을 매일 마시게 했다. 그리고 반드시 그날 먹어야 할 양의 물을 다 마셨는지 점검했다. 우유를 먹이지 않다 보니 영양 문제를 챙기느라 멸치를 간식처럼 먹였다. 작은 멸치를 바삭거릴 정도로 말려 집어먹도록 했다. 멸치와 다시마를 햇볕에 바싹 말려 믹서로 갈아서 밥을 먹일 때 뿌려 먹이기도 했다. 말하자면 천연조미료 구실을 한 것이다.

아이가 커갈수록 먹을거리가 참 어렵고도 중요한 문제라는 생각을 한다. 학교 급식, 동네 슈퍼, 넘쳐나는 외식업체 등 아이들을 둘러싼 먹을거리 환경은 그다지 좋지 않다. 결국 우리 입맛은 가족의 식탁, 엄마의 수고로 건전해질 수밖에 없다. 참으로 힘들고 어려운 일이다. 그나마도 신경쓰지 않으면 조미료나 인스턴트 식

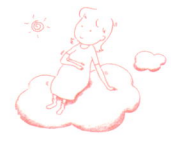

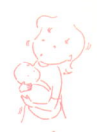

품으로 채워질 수 있으니 함께 노력하지 않으면 꾸준히 실천하기가 어렵다.

많은 어머니들이 자연육아를 어렵게 생각한다. 얼핏 보면 그렇게 느낄 수 있다. 그러나 가족 전체가 자연식을 하면서 생활을 바꾸면 자연육아 역시 생활 속에 녹아 자연스러워진다. 자연육아를 하다보면 별나다는 소리도 많이 듣는다. 그러나 어렸을 때 조금만 신경을 쓰면 아이들은 상상 이상으로 야물어진다. 그리고 야물어진 몸은 아이에게 큰 선물이 된다.

지금 우리 아이들은 몇 년째 병원에 갈 일이 없이 건강하게 자라고 있다. 알레르기 체질이 풍욕과 냉온욕, 좋은 식습관 등으로 점점 좋아지고 있다. 증상이 나타나다가도 음식에 신경쓰고 풍욕 등을 해주면 양호한 상태가 된다. 급식을 하면서 알레르기 증상이 조금씩 나타나기는 하지만, 자신이 몸으로 느낄 수 있는 증상

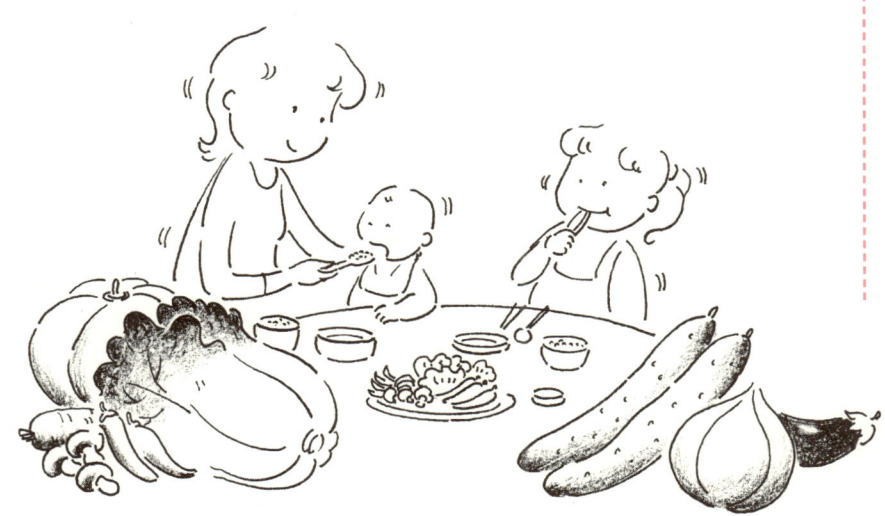

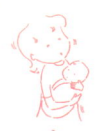

때문인지 스스로 먹을거리를 조절하게 되었다. 감사한 일이다. 어렸을 때는 엄마가 먹을거리를 조절해 줄 수 있지만 크면 스스로 조절을 해야 하는데, 증상이 나타나지 않으면 마음이 해이해질 수 있다. 하지만 우리 아이는 눈의 염증이 심해지면 몸이 신호를 보낸다고 생각하며, 스스로 건강을 조절할 수 있는 힘이 길러졌다고 긍정적으로 받아들인다. 덕분에 마음도 편하고 아이에게 잔소리도 덜 하게 되었다.

지금은 조카나 친구, 선배의 아이들이 자연건강법으로 건강해졌다거나 폐렴, 고열 등을 다스렸다는 이야기를 들을 때마다 마음속으로 '남편이 맺어준 인연'에 감사한다. 자연건강법으로 아이를 키우는 모습을 보고 유난을 떤다거나 어려운 방법이라며 아예 귀담아 듣지 않는 사람들이 많다. 아직도 풍욕을 아이가 아프면 해주는 치료법쯤으로 여기는 사람들이 많고, 웬만큼 아이가 아프지 않으면 과자나 음료로 아이들의 군것질거리를 해결하곤 한다.

병이란 어느 날 갑자기 오는 것이 아니다. 잘못된 생활습관이 병을 만드는 것이다. 어릴 적 버릇이 평생을 간다고 하니, 부모 슬하에 있을 때 버릇을 가르치듯 입맛을 가르쳐 세상에 내보내면 마음이 든든할 것이다.

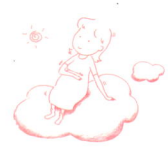

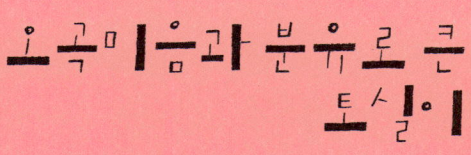

오곡미음과 분유로 큰 토실이

16개월 된 토실 엄마 박민희

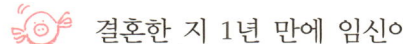

결혼한 지 1년 만에 임신이 되었다. 노산인 데다 가족 중에 장애우가 있는지라 걱정이 많았다. 임신 초기에 기형아 검사를 받았는데 다행히 '별 이상이 없다'는 결과가 나와 종합병원에서 일반 병원으로 옮겼다.

이후에도 나와 아기의 건강을 위해 신경을 많이 썼다. 남편이 인스턴트 음식에 길들여져 혹시 아기가 아토피 피부염을 타고나지 않을까 걱정도 많이 했다. 그래서 가급적 인스턴트 음식을 피했다. 하지만 참을 수 없을 때는 조금 맛을 보며, 되도록 자연식을 하려 애썼다.

수월한 분만을 위하여 임신 6개월 무렵 기체조를 시작했고, 임신 말기엔 풍욕도 가끔 했다. 그런데 출산 기미가 보인 뒤 양수가 먼저 터지고 자궁도 벌어지지 않아 아쉽게도 제왕절개로 아이를 낳았다. 다행히 모유 수유를 권장하는 조리원

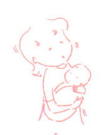

에 들어가 유축기로 젖을 짜 먹이지 않고 직접 젖을 물릴 수 있었다. 그런데 젖이 충분하지 않아 분유를 먹일 수밖에 없었다. 그렇게 2주 만에 집으로 돌아왔다. 돼지 족발을 끓여 먹으면 젖이 돈다고 해서 먹었지만 젖은 점점 줄어갔다.

2개월부터 오곡미음 먹여

아이가 2개월이 되면서 오곡미음을 끓여 먹이기 시작했다. 처음에는 수저로 떴을 때 주르륵 흐를 정도의 농도로, 푹 끓이지 않고 한 번 후루룩 끓을 때 불을 끄고 식혀 먹였다. 그런데 미음만 주니 잘 안 먹어서 120cc에 분유와 미음을 반 정

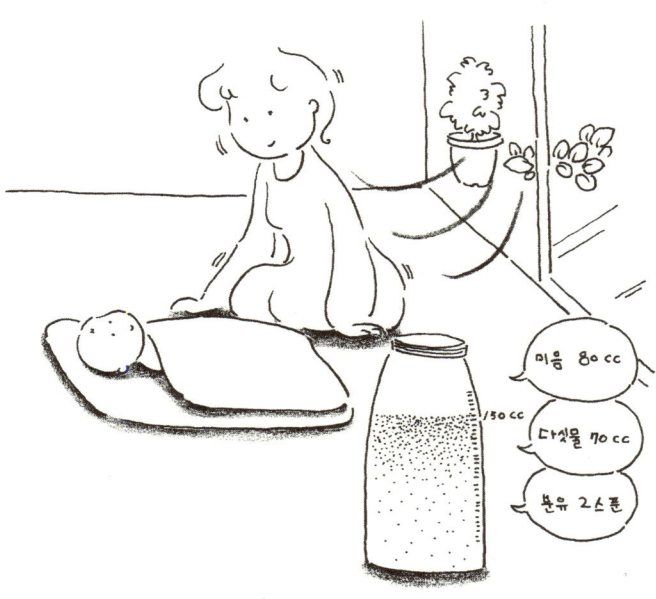

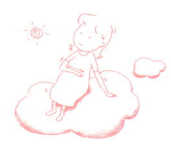

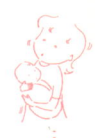

도를 섞어 하루에 네다섯 번 정도 먹였다. 그런데 분유에 미음을 섞어 먹이니, 우유병 꼭지 구멍이 작아 미음이 잘 나오지 않았다. 바늘로 뚫어도 마찬가지여서 조심스럽게 이유식 젖꼭지를 사용했다. 이유식 젖꼭지를 사용하자 나오는 양이 갑자기 많아져 아기가 울기도 했다. 별것 아닌 것 같지만 젖병이나 우유병 꼭지를 선택할 때에는 신중해야 할 것 같다.

잠잘 때나 새벽에는 분유만 타서 먹였다. 그런데 우유만 먹을 때는 변도 잘 보고 노란색을 띠었는데 미음을 먹이니 갈색의 되직한 변을 보았다. 볼 주위에 빨갛게 열꽃도 피어 병원에 갔더니 아토피 피부염이라는 진단이 나왔다.

할 수 없이 풍욕을 시작했다. 처음엔 오전, 오후에 한 번씩 창문을 미리 열어 놓고 환기를 한 후, 반 정도 닫아 놓고 했다. 아침에 풍욕을 하고 나면 푹 골아떨어질 정도로 단잠을 잤다. 빨갛던 볼도 점점 깨끗한 피부로 돌아왔고 아토피에 대한 별 반응이 나타나지 않았다. 물론 약은 쓰지 않았고 식염수로 소독해 주는 정도였다.

백일을 넘기면서 4~7개월까지는 하루치 정도의 오곡미음을 되직하게 끓여 놓았다. 그리고 다시마, 양파, 당근, 멸치를 조금씩 넣어 푹 끓인 물에 적당한 농도로 섞어서 먹였다. 아기가 150cc 정도를 먹을 때는 미음 80cc에 분유 2스푼, 다시물 70cc 정도를 잘 섞어 먹였다. 분유 따로 미음 따로 먹이면 각각의 맛을 알게 되어 미각이 발달한다고들 했지만, 아이가 잘 먹지 않은 까닭에 섞어 먹였다.

차츰 분유 넣는 양을 줄여 나갔다. 분유를 줄이는 대신 산야초효소를 조금씩 넣었다. 미음에다 산야초를 조금 넣으니 잘 먹었다. 아이가 산야초 맛에 익숙해지자 분유 한 번 먹인 다음 두 번은 산야초효소를 먹였다.

미음의 양을 늘린 뒤 한동안은 토끼똥 같은 변을 보았다. 그래서 끓여 식힌 물에 산야초를 희석해서(물 180cc, 산야초 밥 수저로 한 숟가락) 먹이기도 하고 감잎차

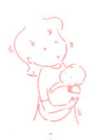

에 산야초를 희석해서 하루에 80~100cc 먹였다. 하지만 내가 감잎차를 좋아하지 않아서 그랬는지 잘 챙겨 먹이지 못했다. 정장 작용을 하는 약을 분유 먹일 때 섞여 먹이니 하루에 한두 번 정도 변을 보았다.

하루 한두 번 분유를 먹이다

과일 주스는 제철에 나오는 것으로 즙을 내어 물에 희석해서 먹였는데, 지금 생각해 보니 단맛이 나는 과일을 주로 먹인 것 같다. 내가 단 과일을 좋아해서 그런지 귤, 오렌지, 사과를 중심으로 토마토 등 달지 않은 과일은 잘 먹지 않았다. 하지만 일찍부터 단맛이 나는 과일을 먹이는 것은 바람직하지 않다.

두유는 7개월부터 먹이려 시도했는데 단맛이 별로 없고 농도가 진해서인지 잘 먹지 않았다. 물에 희석해서 먹여도 마찬가지였다. 하지만 시판용 유기농 두유는 단맛 때문인지 특별히 거부하지 않았고, 지금까지도 잘 먹고 있다. 풍욕은 하루 두 번씩 계속 시켰다. 덕분에 몸도 단단하고 날씬하다. 병원에 예방주사를 맞히러 가서 몸무게와 키를 재면 평균치보다 웃돈다.

7개월 정도 되었을 때 미음 끓여 놓은 것이 떨어져 분유만 먹였는데 이틀 동안 설사를 했다. 약은 먹이지 않고 미음을 끓여 먹이니 좋아져서 걱정 없이 넘어간 기억이 있다. 아이가 야문 탓인지, 장염에 걸려 하루에 5~6회 정도의 변을 보아도 늘어지지 않고 잘 먹고, 잘 놀아 수월하게 넘어갔다.

땀띠가 수그러들지 않고 오래 가서 병원에서 연고를 받아 왔지만 첫날 조금 발라보고 기분이 찜찜해 더 이상 바르지 않았다. 대신 식염수로 소독하며 풍욕을 일주일 정도 하니 땀띠가 모두 들어갔다. 그땐 풍욕을 시키면서 음식도 조심했다. 죽을 되게 끓여 두부, 양파, 호박 등을 넣어 끓인 물에 말아 먹였다. 하루에 세 번

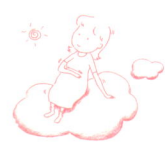

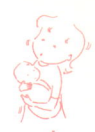

정도 죽을 먹이고 오곡미음은 180g씩 한두 번 정도 먹였다. 그리고 두유 반 봉지, 과일즙, 매실 희석액 등을 먹였다.

하루에 한두 번 먹이는 분유는 끊고 싶었지만 '영양이 부족하지 않을까' 염려되어 돌까지 먹였다. 돌이 가까워오면서 밥 먹는 양이 늘었다. 오곡미음은 더 이상 먹이지 않고 하루에 한두 번 분유에 생오곡가루를 섞어 돌 이후까지 먹였다.

무엇이든 잘 먹는 아기

아기는 음식도 가리지 않고 밥도 잘 받아 먹는다. 아기가 밥 먹는 모습을 지켜보시던 친정어머니는 '제비 주둥이처럼 입을 쩍쩍 잘도 벌린다'며 기뻐하셨다. 친구의 아기들은 밥을 먹일 때면 전쟁을 치른다는데, 우리 아기는 한 번도 밥 문제로 속을 썩인 일이 없다. 돌이 지나면서 세 끼는 밥과 된장국(가끔 미역국, 무국 등), 생선 등을 먹이고 두유 한 팩, 산양유 200㎖, 그리고 간식으로 고구마, 감자 등을 먹인다. 돌이 지나면서 녹즙을 조금씩 먹이고 있다. 처음엔 과즙을 주로 하고 녹즙을 조금 섞었는데, 차츰 녹즙의 양을 늘리고 있다. 과자나 요구르트는 일체 먹이지 않는다.

한여름 더워서 중단했던 풍욕도 가을 중반부터 다시 시작했는데, 잠도 잘 자고 건강하게 자라고 있다. 모유를 오래 먹이지 못해 마음 한구석에 늘 아이에 대한 미안함이 있었다. 그 미안함을 조금이나마 덜어보려고 자연건강식을 택했는데, 오곡미음을 주로 하고 분유를 섞어 먹이는 것도 보통 정성으로 되는 일은 아닌 것 같다. 풍욕도 아이를 야물게 하는 데 크게 도움이 되었다. 앞으로도 나는 무리하지 않는 범위에서 자연육아법에 따라 아이를 키우려 한다. 이 방법을 알게 해준 수수팥떡 이계숙 부장님께 감사드린다.

제왕절개 후 젖 먹이기

승우 엄마 신소영

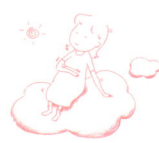 모유 속에서 다이옥신이 검출되었다는 뉴스로 어수선하던 중 임신이 되었다. 나는 평소 음식을 조심하고 있었기 때문에 크게 걱정하지는 않았지만, 결혼 8년 만에 낳을 아기를 위해 할 수 있는 일은 뭐든지 다 하고 싶었다. 특히 건강과 직결된 문제만큼은 신경을 많이 쓰게 되었다.

임신을 하면서 먹을거리가 중요하다는 걸 『황금빛 똥을 누는 아기』란 책을 통해 새삼 확인하게 되어, 외식도 되도록 자제했다. 외출을 하게 되면 도시락을 싸서 다닐 정도로 열성적이었다. 마음을 편하게 먹고 어떠한 경우에도 꼭 모유를 먹이겠다는 생각만 하면서 지냈다. 친정언니 둘 모두 모유가 안 나와 분유를 먹였기에, '혹시 모르니 준비해 두라'는 말을 들었다. 하지만 나는 분유와 젖병은 준비도 안해 놓았다. 모유 수유에 대해 여유가 있었으며 확신도 깊었기 때문이다.

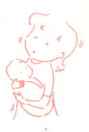

제왕절개 후 모유 수유

그러다 수술로 아기를 낳았다. 촉진제를 맞고 22시간 동안 진통하던 중 아기의 심장박동이 갑자기 불규칙해져, 하는 수 없이 수술로 아기를 낳았던 것이다. 수술을 하면서도 『황금빛 똥을 누는 아기』의 내용대로 실천하기 위해 남편에게 미리 얘기를 해두었다. 남편은 꼼꼼하게 메모까지 해가며 최선을 다해 준비했다. 오전 10시에 수술을 하고 저녁 9시가 되어서 아기를 보게 되었다. 사랑스런 아기의 얼굴을 보는 순간 꼭 젖을 먹여야겠다고 결심했다.

그런데 여러 가지 문제가 곧바로 닥쳐왔다. 수술을 했기 때문에 아기를 낳자마자 젖을 물릴 수 없었던 것이다. 아기는 젖을 잘 빨지 않고 계속 울었으며 젖을 먹으면서도 설사를 하는 등 여러 가지 문제가 쌓여만 갔다.

아기만 낳으면 행복할 것이라 생각했는데 갑자기 이런 일이 닥치자 난감하기만 했다. 임신을 했을 때 일반적으로 태교에 힘쓰라고 하지만, 아기를 낳고 어떻게 젖을 먹여야 하는지에 대한 교육이나 조언이 더 중요하다는 걸 절실히 깨달았다.

병원에 입원하기 전, 아기를 신생아실에 두면 분유를 먹일 것 같아 모자동실을 예약해 두었다. 아기가 태어나고 3일 단식을 시키는 동안에도 젖은 돌지 않았다. 의사 선생님은 수술 후 젖을 먹일 거라는 얘기에 산모의 몸 상태가 좋아 항생제를 적게 써도 될 것 같다고 말씀하셨다. 일단 모유를 먹이기 위해서는 아기한테 젖을 빨리는 게 가장 중요하다고 하여, 수술한 지 3일이 지나서부터 젖을 물렸다. 5일째 되는 날 조금씩 젖이 불어 왔는데, 문제는 아기가 잘 빨지 않는 것이었다.

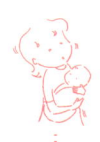

젖몸살을 아기와 이겨내다

주변에서 수술 후 모유 수유에 실패하는 경우를 많이 보았다. 병원에선 아기가 태어나면 젖병으로 설탕물부터 주고, 이상이 없으면 묽게 탄 우유를 먹인다. 다음으로 분유를 먹이는데, 수술해서 아기를 낳으면 아기는 초기 일주일 동안 젖병에 길들여지게 된다. 똑똑한 아기가 이미 편한 맛을 보았는데 힘들게 모유를 먹으려 하겠는가? 결국엔 마음 약한 부모가 지고 마는 일이 생기는 것이다.

그래서 나는 신생아실에서 기본 처치만 받게 하고는 모자동실로 옮겼다. 감잎 차와 효소물만 먹이다가 젖이 돌면서 아기에게 젖을 물렸지만, 아기는 잘 빨지 못 했다. 젖이 퉁퉁 불고 순식간에 딱딱해진 가슴은 손도 못 댈 정도로 아파오기 시 작했다. 그리고 갑자기 열을 동반한 유선염 증상을 앓게 되었다. 가슴이 딱딱하게 굳으니 팔을 올리기도 힘들고, 고열이 나면서 움직일 수 없을 정도로 아팠다. 병 원에서 해주는 처치는 한계가 있었다. 그 많은 산모를 일일이 체크하면서 가슴을 풀어준다는 것은 불가능한 일이었다. 결국 돌덩이처럼 딱딱하게 굳은 가슴을 풀 어야 하는 것도 내 몫이었다. 남편도 옆에 없고 누구의 손을 빌리기도 어려운 상 황에서 혼자 해결하려니 괜히 눈물이 나기도 했다.

아기를 물끄러미 바라보고 있는데 아기가 마치 '엄마, 나 언제 먹을 수 있어?' 라고 묻는 듯 웃어 보였다. '그래, 어차피 고여 있는 젖을 밖으로 빼내면 되는 거 지?'라는 생각이 들어 아기에게 계속해서 젖을 물렸다. 아기도 젖을 잘 빨지 못하 자 피곤한지 조금 빨다가 잠이 들었다. 이런 일상을 반복하며 하루를 보냈다. '보 호자가 오는 저녁까지 기다렸다가 온찜질을 하라'는 간호사의 말이 거슬려 차라 리 병원에서 빨리 나가고 싶었다.

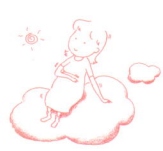

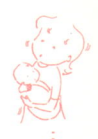

그래서 난 찜질 한 번 하지 않았다. 유축기로 젖을 한 번 짠 것 외엔 인위적으로 그 어떤 방법도 시도하지 않았다. 대신 아기가 눈을 뜨고 있으면 젖을 물리고 많이 빨게 하였다. 처음에 아기는 많이 빨지 못하고 쉽게 피곤해 하였다. 그러나 열심히 젖을 빨게 하니 딱 하루 반나절이 지나자 열이 떨어졌다. 그 어떤 처지 없이 아기에게 젖을 물렸을 뿐인데, 고열이 일시에 떨어졌다. 뿐만아니라 딱딱하게 돌덩이처럼 굳었던 가슴도 부드러워지면서 팔을 움직일 수 있게 되었다. 아기한테 젖을 물리는 것보다 효과 빠른 처치는 없을 거란 생각이 들었다. 물론 개인적인 차이는 있겠지만 자신의 몸과 아기를 믿는 것이 무엇보다 중요하다는 생각이다. 엄마의 정서가 불안하면 뇌하수체가 유즙분비 호르몬을 제대로 분비하지 못해 모유 수유도 어렵게 된다. '내가 이러다 이상해지는 게 아닐까?' 하는 순간 우리의 몸은 자신이 걱정하는 쪽으로 따라간다는 사실도 깨달았다. 그래서 젖을 먹이면서 스트레스를 적게 받기 위해 노력했다. 자연스럽게 젖 먹이는 것이 최고의 약이 아니었을까 싶다.

젖꼭지에 익숙해지게 해야

모유 수유는 갈수록 만만치 않았다. 승우는 몇 번 빨다가 잠을 자고, 배가 고파 울기를 반복하였다. 젖꼭지는 잘 빨지 못하는데 젖병은 힘차게 빨아댔다. 아기가 태어나자마자 곧바로 엄마 젖을 물리는 게 얼마나 중요한지 알게 되었다. 수술을 해서 아기와 떨어져 있었고, 젖이 돌지 않는 동안 젖병으로 물과 효소를 주었는데 이도 적지 않은 영향을 미쳤을 것이라는 생각이다. 초기 한 달은 엄마의 젖 이외에 다른 것을 빨려서는 안 된다는 걸 나중에 깨달았다. 젖을 잘 빨지도 않는 아기에게 젖을 먹이는 것도 힘이 드는데, 안고 젖을 먹이는 자세가 왜 그리 안 나오는

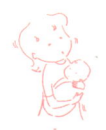

지…. 아기도 힘들어하고 짜증을 내서 젖 먹이는 게 더 어려워졌다. 아기를 제대로 안는 것은 물론, 젖을 물리는 위치조차 쉽게 잡히지 않았다. 힘든 상황의 연속이었다. 겨우 베개를 고여 자세를 잡고 젖을 물리면 기다리다 지친 아기는 잠이 들어버리기도 했다. 빠는 힘이 약하니 조금 빨다가 잠이 들어 금새 배가 고파 울기도 했다.

주변에서는 아기가 배가 고파하는데 혼합 수유라도 해서 푹 재우는 게 좋겠다고 성화였다. 그러나 나는 무슨 일이 있어도 모유만은 먹이고 싶었다. 혼합 수유를 하는 사람치고 모유가 잘 나오는 경우가 드물기 때문이다. 그래서 하루 종일 젖을 빨리며 아기가 젖에 익숙해지기를 기다렸다. 아기가 안 자고 있는 시간은 무조건 젖을 물렸고, 잠이 들 때면 나도 잠깐 쉬는 시간을 가졌다.

물과 미역국을 많이 먹으면서 지속적으로 빨게 하니 젖의 양이 점점 늘어났다.

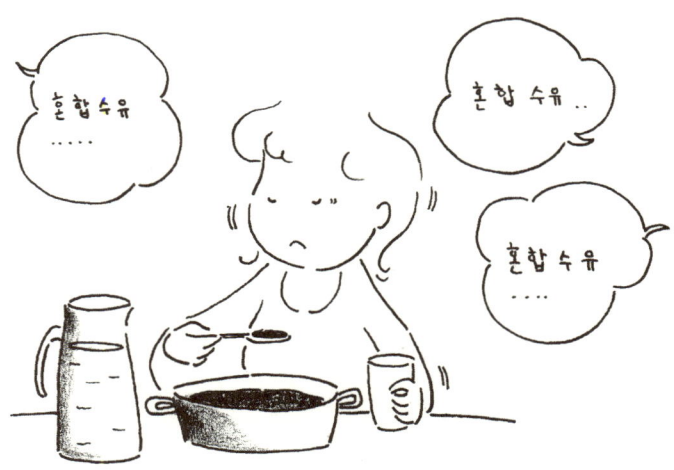

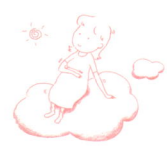

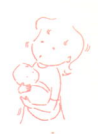

다른 사람들처럼 돼지 족발을 먹거나 하지는 않았다. 대신 물과 미역국을 많이 먹고 젖이 적다는 걱정을 안 하려고 노력했다. 대신 아기한테 '총명아, 엄마 젖이 나오는 만큼 많이 먹자. 많이 먹어서 쑥쑥 크자' 하면서 마음속으로 부담을 줄이려고 노력했다. 아무리 아기가 배고파해도 젖 이외에 먹일 게 없다고 생각하니 자연스럽게 젖을 많이 빨리게 되고, 젖 분비량도 늘어나게 되었다. 그런데 또 다른 문제가 생겼다.

아기가 설사를 시작한 것이다. 기저귀가 하루 20장 정도 나왔다. 설사를 심하게 하자 탈수될까 걱정되었다. 때문에 조금 짭짤하게 음식을 먹었고, 물도 많이 먹으면서 젖을 많이 주려고 노력했다. 다행히 설사를 하는 아기치고는 체중이 조금씩 늘었고 탈수 증상은 없었다.

대부분의 의사들은 젖이 맞지 않는 것이라며 분유를 먹이라고 권했다. 하지만 분유를 먹인다는 게 아기한테 너무 미안한 생각이 들었다. 나는 먹을거리에 좀더 신경을 쓰며 계속 젖을 먹였다. 승우는 7개월까지 변을 하루 6~7번 정도 보았는데 설사는 아니었다. 다만 변을 한꺼번에 보질 않고 나눠서 보다 보니, '너무 자주 보는 게 아닌가' 하는 생각이 들었다.

하지만 느긋한 마음으로 아기를 지켜보고 있으니 승우의 몸이 건강해지면서 변을 보는 횟수도 정상으로 돌아왔다. 사실 '정상'이란 표현도 잘못된 것 같다. 아기가 변을 자주 보지만 성장에 문제가 없다면 정상이 아닐까. 지금은 하루 두 번 정도 변을 보는데 아주 좋은 똥을 눈다. 어른들도 승우의 똥을 보면 '애가 정말 건강하겠다'는 말씀을 하신다. 그리고 자식은 '그렇게 키워야 한다'며 칭찬해주곤 하신다.

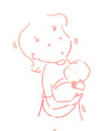

안정된 수유 자세를 위해 노력

돌이켜보면 모유 수유를 위해 고민한 기간만도 넉 달이다. 젖을 못 빨아서 걱정, 안 먹어서 걱정, 모유 양이 적어서 걱정, 수유 자세가 안 좋아서 걱정, 모유를 먹으면서 설사해서 걱정…. 하나같이 걱정 투성이였다. 그렇게 4개월 정도 버티자 모유에 대한 걱정이 일순간에 해결되었다. 백일 즈음에 아기는 젖을 제법 잘 빨고, 잘 먹었다. 설사는 여전했지만 그것도 자연스럽게 받아들이니 편안했다. 문제는 수유 자세인데, 베개를 겹쳐 놓고 수유를 하면 조금 편했다. 베개와 아기의 위치를 바꾸기도 하고, 누워서도 먹여 보며 아기와 내가 편안한 자세를 찾아 갔다.

승우는 옆으로 누워서 먹는 걸 편안해 했다. 그래서 젖을 먹일 땐 뉘어서 먹였다. 아기를 낳기 전엔 당연히 '모유를 먹여야지' 하시던 어른들께서도 내가 힘들어하고, 아기도 더디 크는 걸 보면서 차라리 '분유를 먹이는 게 좋겠다'며 분유 먹이기를 종용하기도 하셨다.

모유가 좋다는 걸 알지만 아기가 우는 게 안쓰러워 어쩔 수 없이 분유를 먹이게 되는 경우가 많은데, 이건 의지의 문제인 것 같다. 절대로 내 아기한테 소젖은 안 먹이겠다고 결심하고 젖병을 물리지 않는다면 모유 수유에 실패하지 않을 거란 생각이 든다. 힘들어도 백일 정도 먹이고 나면 아이가 모유에 길들여져 젖을 잘 빨고, 잘 먹게 된다.

외식하면서 받은 스트레스

모유를 먹이면서 간간이 외식도 생각나고, 다른 사람들이 아이 키우느라 애쓴다며 밥을 사주려고 하는 일이 많아졌다. 모유 때문에 먹을거리에 신경을 써야 한

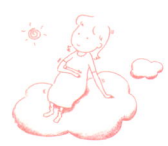

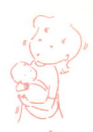

다는 생각과, 아기의 아토피로 외식은 엄두를 못 내고 있었는데 음식의 유혹이 시작된 것이다. 모유에서 다이옥신이 검출됐다는 기사를 생각하면서 음식을 조심하기 위해 많은 노력을 했지만, 어쩔 수 없는 상황에선 최대한 즐겁게 식사를 했다. 하지만 그렇게 식사를 하고 나면 아이의 아토피로 인해 힘든 시간이 돌아왔다. 몇 번을 그러고 나니 주변에선 아예 '유별난 아기 엄마'라면서 외식하자는 말을 하지 않았다.

분유병을 빠는 것보다 젖을 빠는 게 60배나 힘들다고 한다. 그래서인지 모유를 먹은 아가들의 참을성이 강한 경우를 자주 본다. 모유를 먹는 아가들이 잘 안 큰다고 걱정을 하는 사람들도 있다. 모유를 먹이면서 분유를 먹고 자란 아기의 표준을 맞추는 것은 잘못된 비교라고 생각된다. 우리 나라의 표준을 되찾아야 하지 않을까 하는 생각도 든다.

승우는 지금 25개월이 되어 간다. 2년을 모유 수유하는 게 내 목표였다. 그런데 아기가 밥을 잘 안 먹고 하루 종일 젖을 물고 있다 보니, 한 자세로 두 시간씩 있는 날이 다반사였다. 게다가 젖꼭지가 찢어지고 짓무르는 것을 반복해서 정말 힘이 들었다. 일찍 젖을 끊으려고 했지만 고생만 하고 실패했다. 3개월 동안 모유를 끊으려고 했는데 아기가 반항을 했다. 엄마와 아빠가 같이 있으면 엄마한테 무조건 짜증을 내며 먹지 않고 버티었다. 어느날 아침엔 '젖! 엄마! 젖'을 찾으며 대성통곡을 하며 우리 부부를 깨운 일도 있었다. 남편은 젖을 끊은 것에 대한 반항 같다며 아이한테 물었다. '승우야! 네가 화가 난 게 젖을 못 먹어서니?' 하자 아이는 지체없이 '네'라고 대답한다. 남편이 아이를 안고서 '승우야, 승우가 지금 17개월이란다. 엄마, 아빠는 승우의 이가 썩어서 젖을 안 먹었으면 좋겠거든…' 하니, 고개를 푹 숙이고선 울고만 있었다. 남편이 다시 '승우는 그래도 젖이 먹고 싶니?' 하니 고개를 번쩍 들더니 '네'라고 대답했다. '그래 그럼 다시 젖 먹자. 그

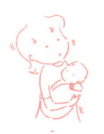

런데 언제까지 먹을 거니?' 했더니 '세 살'이라고 대답을 하는 아이 앞에서 모질게 젖을 끊으려고 했던 내 자신이 얼마나 부끄러웠는지 모른다.

두 돌이 넘은 승우가 젖 먹는 것을 보면 사람들은 영양가도 없는 것을 왜 먹이느냐고 질책한다. 그러면 나는 젖을 영양으로만 보아서는 안 된다고 말한다. 승우한테 있어서 젖은 장난감이요, 마음의 안식처다. 특히 정서적인 측면을 생각한다면 젖을 굳이 일찍 뗄 이유가 없는 것 같다. '세계모유수유협회'에서도 2~3년 모유 수유를 권장하고 있다.

어쨌든 젖을 먹이기로 한 날 저녁부터 승우는 다시 정상적으로 밥을 먹게 되었다. 잠자기 전, 젖을 주는데 눈을 깜빡거리면서 애교를 부린다. 젖을 입에 물었다, 뗐다를 반복하고 젖을 안 먹겠다며 옷을 내리는 여유까지 생겼다. 지금도 젖을 물면 눈을 깜빡거린다. 자신이 엄마에게 보내는 사랑의 메시지라는 생각을 하는 것 같다. 이런 대화를 나누어 본 경험이 없는 사람은 그 행복의 강도가 얼마나 큰지 잘 모를 것이다. 아이와 엄마가 젖을 통해 나누는 행복한 대화, 이 세상에서 이보다 더 큰 기쁨은 없을 것 같다.

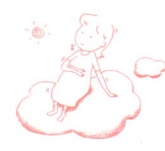

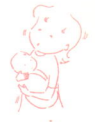

젖 떼고 4개월 만에 재수유에 성공하다

은섭 엄마 신윤덕

은섭이의 아토피는 생후 50일 경부터 양 볼과 턱을 중심으로 울긋불긋하게 시작되었다. 태열일 것이라고 생각하다가 서둘러 병원을 찾았는데, 의사는 아토피라며 락티케어 1%라는 약을 처방해 주었다. 나중에야 그게 스테로이드라는 걸 알게 되어 한두 번 바르다가 그만두었다. 우리 부부는 건강하다. 이렇게 건강한데 왜 우리 아이가 아토피일까 생각해 보니 전적으로 내 탓이었다. 결혼 전 나는 과자를 달고 살았다. 밥 보다는 달콤한 빵에 커피 마시는 걸 즐겼고, 가족 모두가 워낙 매운 음식을 좋아해서 늘 맵게 먹었다. 그러나 결혼해서 그렇게 기다리던 임신을 하자 심한 입덧으로 당기는 음식이라고는 라면뿐이었다. 생으로도 부숴 먹고 청양고추 넣어서 맵게도 끓여 먹고, 그러고 나면 TV 보며 과자 먹고….

육식은 워낙 싫어해서 먹지 않았지만 피자와 아이스크림을 즐겨 먹었다. 임신

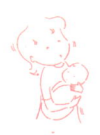

3개월에 직장을 그만두고 집에 있었던 터라 누워만 있던 탓인지 진통 또한 길었다. 15시간 동안 진통을 하고 힘이 빠질 대로 빠진 상황이어서 흡입기를 빌려 은섭이를 낳았다. 은섭이는 태변을 먹고 나와서 바로 산소호흡기를 끼고 일주일 간 병원 신세를 진 후에야 집으로 왔다.

병원에 있는 동안에도 두어 번 노란 초유를 짜서 젖병에 담아 남편 편에 보내어 먹이게 했지만 그리 많은 양은 아니었다. 집으로 돌아와 젖을 먹였는데 힘들지 않게 은섭이는 먹어 줬다. 그러나 은섭이는 젖을 먹으면서도 얼굴에 붉게 힘을 주며 물변을 보았고, 하얀 알갱이가 나오는 설사를 하루에 10회 이상 했다. 설사가 열흘 정도 지속 되자 겁이 나서 병원에 전화를 하니 '신생아에게 있을 수 있는 일'이라고 하였다. 안심은 되었지만 주위 어른들의 염려 섞인 말씀에 모유를 끊고 분유를 먹였다. 두어 시간에 한 번만 먹이면 되는 분유는 달콤하기 이를 데 없고 은섭이의 변 또한 정상으로 되돌아왔다. 지금 생각해 보면 물변은 신생아들에게 많이 있는 일인데 엄마로서 얼마나 무지했던가, 가슴아픈 부분이 아닐 수 없다.

생후 50일 만에 아토피 증상 보여

임신 때 우연찮게 아침 프로에서 최민희 선생님의 강의를 본 적이 있었다. 그래서 수수팥떡 사이트도 들락거리고 『황금빛 똥을 누는 아기』를 읽기 시작했다. 낯설기만 한 풍욕과 냉온욕. 그러나 풍욕을 시작한 지 6일 만에 신기하게도 도장 부스럼들이 배와 허벅지에 생기는 명현현상이 찾아왔다. 귓불에서도 피와 진물이 흐르고 머리 속은 온통 지루성피부염으로 노란 딱지가 수북했다. 본격적으로 얼굴에서도 진물이 흐르던 2001년 12월 22일, 나와 같은 아토피 아가를 둔 수수팥떡 엄마들과 모임을 가지며 동병상련의 아픔을 공유할 수 있었다. 그 과정에서 엄

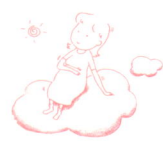

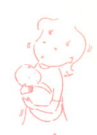

마들로부터 재수유를 권유받았고 젖을 끊은 지 두 달 반 만에 다시 빈 젖을 물리기 시작했다. 하지만 어떻게 해야 할지 몰라 '모유수유정보신문' 사이트에서 재수유에 대한 정보를 얻었다. 그곳의 다른 엄마들의 모유 생성 유도기가 도움이 된다는 말에 구입하게 되었다.

모유 생성 유도기를 처음 시작할 때 오곡미음을 넣었다. 하지만 호스가 너무 가늘어서 전혀 나오지 않아 어쩔 수 없이 특수분유를 넣어서 먹였다. 하루에 오곡미음(200㎖)을 다섯 번 정도 먹여 왔지만 모유 생성 유도기로 특수분유를 먹이면서 일주일 간격으로 네 번, 세 번 이렇게 줄여 갔고 그 외의 시간에는 산야초효소를 희석한 물을 통해 넣어 젖과 함께 하루종일 물리다시피 했었다.

빈 젖을 계속 빨아 대니 이틀 만에 왼쪽 젖꼭지에서도 피고름이 나오고 염증이 생기기 시작했다. '모유수유정보신문'에서 찾은 무해한 연고를 발랐지만 별 효과를 보지 못했다. 그냥 젖을 짜서 바른 후 옷을 벗고 공기 중에 노출시키는 식으로 견뎌야 했다.

젖꼭지의 통증이 심해져 아예 아무것도 걸치지 않고 맨몸으로 있다 보니 몸살까지 겹쳐 어깨 한번 못 필 정도였다. 수시로 뜨거운 수건을 이용해 젖과 어깨를 마사지하고 남편이 주물러 주기를 20여일. 젖꼭지의 상처는 많이 아물어 젖만 바르고 말리는 식으로도 견딜만 해졌다. 그러나 젖의 양은 쉽게 늘어나지 않았다. 은섭이도 힘이 드는지 젖보다 유도기 통에 넣어 주는 산야초효소를 더 좋아했다. 웃음이 사라진 시간들이었다.

재수유를 시작한 지 한 달이 지나도록 은섭이의 몸에서는 진물이 흐르고 있었다. 게다가 풍욕과 냉온욕으로 힘을 많이 소모하는 은섭이가 먹는 것마저 거부하자 남편도 반대하기에 이르렀다. 나도 겁이 나기 시작했다. 이러다 정말 큰일 내는 거 아닌가 싶었다. 그러나 그간의 고생이 물거품이 되는 것이 싫어서 최민희

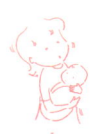

선생님께 조언을 얻어 오곡미음을 수저로 떠먹이기 시작했다. 은섭이가 생후 4개월이었으니 수저로 무언가를 받아 먹는 게 쉬운 일은 아니었다. 이번엔 젖병에 오곡미음을 넣고 산야초효소를 넣어 먹였다. 남편도 그 정도 선에서 타협해 주었다. 이틀 후 은섭이는 우리를 향해 가늘게 웃음을 지어 보였다. 3월에 접어들자 젖도 부족하지 않았다. 혹시나 하는 마음에 오곡미음을 1회 정도 젖병을 이용해 먹이기를 한 달 정도 지속했다. 젖이 어느 정도 나오고 아이가 잘 빨게 되면서 말할 수 없이 뿌듯한 감정을 느꼈다. 그게 무엇인지 모르지만 '엄마로서 첫 승리'라는 생각을 하게 되었다.

표준체중에 맞게 잘 큰 은섭이

은섭이는 표준체중에 맞게 잘 컸다. 7개월 때부터 이유식을 시작했는데, 오곡미음을 기본으로 된장을 풀어 자주 먹였다. 오전과 오후 두 번 정도 이유식을 먹였는데, 멸치와 다시마 국물을 내어 냉동실에 나누어 얼린 후 그때마다 하루 분량을 꺼내 끓여 먹였다. 나중엔 표고버섯도 국물을 내는 데 함께 이용했다.

이유식으로는 두부를 으깨어 된장 푼 물에 함께 끓이거나 삶은 감자에 물김치 국물 또는 감잎차를 섞어서 먹였다. 사과즙, 브로콜리를 잘게 다져 넣은 흰쌀죽, 단호박죽, 그리고 당근이나 잘게 썬 표고버섯, 삶아서 으깬 완두콩 등 주로 야채와 된장을 많이 이용했다. 한번은 내가 삶은 감자에 효소물을 타주었는데, 희석해 놓은 효소물을 상온보관한 터라 상했는지도 모르고 여러 번 나누어 먹인 적이 있었다. 은섭이가 갑자기 물총을 쏘듯 적은 양의 설사를 했는데, 이틀에 나누어 하루에 5회씩 변을 보더니 열이 38도까지 올라갔다. 그냥 탈이 났나 싶어서 관장을 하고 희석한 매실을 먹였다. 관장 후 많은 변을 본 뒤, 20번 가량 기침을 하고 힘

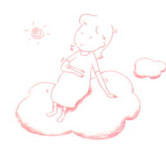

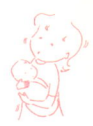

을 줄 때 물총 쏘듯 변을 봤다. 이틀 후에는 열이 완전히 내렸다. 설사는 1~2회로 줄었지만 변은 여전히 거품과 양이 많았다. 그렇게 이틀 정도 설사를 더 했지만 매실과 젖 외에는 먹는 것을 최소화했다. 그 뒤로는 효소를 꼭 냉장보관하고 먹일 때마다 한 번씩 더 체크하게 되었다.

은섭이는 뭐든 잘 먹었고 젖도 14개월까지 먹었다. 그렇게 고생하며 재수유에 성공한 것 치고는 좀 빨리 뗀 건 사실이지만 그래도 은섭이는 건강하다.

참고로, 은섭이에게 아토피가 생겼다. 자연요법을 시작하면서 아토피의 상태가 좋아진 18개월까지 상태와 질병, 대처 방법과 그 당시의 사진들, 먹을거리들을 나름대로 노트에 기록하고 남겼다. 이 노트는 또 하나의 추억으로 남겠지만 당시 은섭이의 치료에 많은 도움이 된 소중한 물건이다.

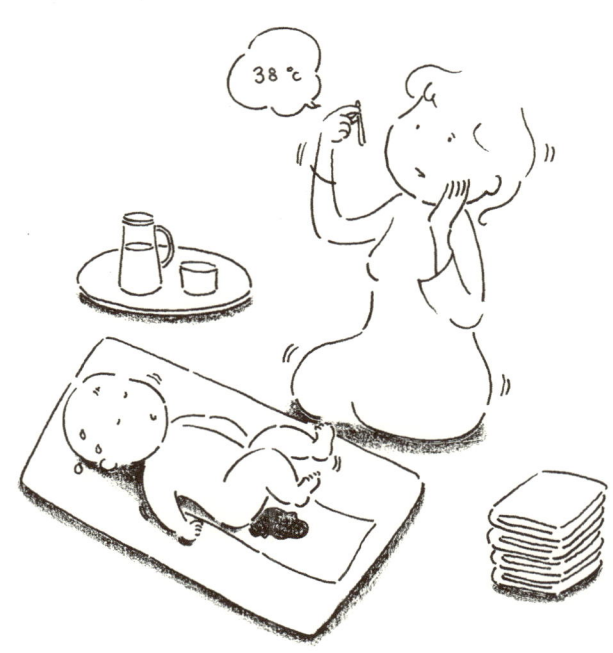

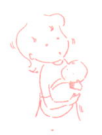

어른들은 말씀하신다. 발에 흙 묻으면 다 낫는데 뭘 유난스레 그러냐고…. 하지만 아토피와 태열은 다르다. 아토피는 환경병이다. 그렇기 때문에 아가와 젖먹이 엄마인 나는 각별히 음식 섭취에 주위해야 했다. 밀가루, 술, 커피, 육류, 인스턴트는 멀리하고 유기농 재배 방식으로 키운 깨끗한 먹을 거리를 통해 나와 은섭이의 몸을 정화해야 했다. 하지만 늘 먹던 음식을 한 순간에 끊는 건 결코 쉬운 일이 아니었다.

은섭이의 아토피는 생활에 불편함이 없을 정도로 나아졌다. 물론 오염된 먹을 거리를 먹거나 낯선 환경에 가면 조금씩 붉어지거나 도돌이가 올라오지만, 그때마다 피부호흡을 돕는 풍욕과 냉온욕을 즐겨 한다. 진물과 피로 범벅이 된 화상 입은 듯한 아이의 얼굴과 몸을 부둥켜안고 하루에 5회 이상의 풍욕과, 7온8냉의 냉온욕을 1회 했다. 아토피성 피부염의 고통은 겪어 보지 않은 사람은 결코 모른다. 외출하는 날은 비교와 구경의 대상이 되었고 전염병 환자 취급을 받으며 온천탕을 나와야 했다. 이런 고통의 시간은, 아토피를 앓고 있는 가족을 둔 사람이 아니면 감히 상상할 수 없으리라….

고백하건대 참으로 힘들고 고통스런 시간이었다. 아가를 안고 통곡하는 날도 많았으나 그때마다 진물이 나는 은섭이는 내게 밝은 웃음을 보여주었다. 은섭이의 아토피가 완치되더라도 나는 자연요법을 꾸준히 실천할 것이다. 자연요법은 내 아이는 물론 내 가정의 건강까지도 지켜 주기 때문이다.

끝으로 은섭이의 아토피 치료에 매달려 주부의 역할을 제대로 해내지 못 한 점을 이해해 준 은섭 아빠에게 용서와 감사의 말을 전하고 싶다. 세상에 나와 모든 게 낯설고 두려웠을 우리 아이가 아토피로 겪은 고통을 생각하면 미안하다. 그러나 그 고통을 이겨낸 은섭이가 다른 아이들처럼 튼튼하고 건강하게 커주어 너무나 고맙다.

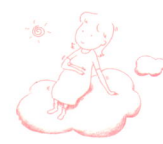

아토피로 재수유에 도전

윤서 엄마 이지윤

2001년 9월 20일 수중분만으로 윤서를 낳았다. 당시 자연요법을 몰랐던 터라 특별한 준비는 없었으나, 모유의 중요성은 오래전부터 알고 있었다. 때문에 출산 두 달 전, 모자동실과 모유 수유를 적극 권하는 병원으로 옮겼다.

출산 하루 뒤 아이에게 젖을 물렸지만 젖이 돌지 않았다. 아이 낳고 바로 젖이 돌지 않는다는 걸 몰라서 '젖이 모자란다'거나 '빈젖인 것 같다'는 등 주변 이야기에 마음이 흔들렸다. 고집스럽게 젖을 빨리는 나를 보다 못한 시어머니는 '애 굶겨 죽이겠다'면서 '좀더 기다리면 된다'는 간호사의 만류에도 불구하고, 회진을 도는 의사에게 분유를 부탁하셨다. 그리고 결국은 분유를 먹였다.

사실 아기는 사흘 정도는 물만 먹어도 된다는 것, 처음엔 젖이 안 돈다는 것, 엄마 젖의 양은 특별한 경우가 아니고선 절대 부족하지 않다는 것을 몰랐다는 사

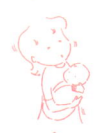

실이 실수 아닌 실수였다.

　퇴원 후 산후조리원에 가서 혼합 수유를 권유 받았다. 당시엔 혼합 수유가 결코 모유 수유에 도움이 되지 않는다는 사실을 알지 못했다. 2주동안 조리원에 있으면서 젖은 유축기로 짜서 먹이고 모자라는 양은 분유로 대체했다.

　'왜 나는 젖이 이렇게 안 나올까?' 고민할 뿐, 젖을 빨릴 생각은 하지 못했다.

분유 알레르기

　분유를 먹고 통통히 살이 오른 윤서의 볼에 좁쌀만한 알갱이들이 올라왔다. 의사는 분유 알레르기인 듯싶으니 모유만 먹이라고 말했다. 모유가 적다고 생각하던 터라 걱정이 앞섰고 스트레스가 몰려왔다. 산후조리원에서는 젖동냥이라도 할 수 있었지만 집으로 돌아가서가 문제였다.

　윤서는 분유만 먹으면 토를 하고 먹지 않겠다며 고개를 돌렸다. 젖이 부족한 내 탓이라는 생각에, 산모가 먹으면 젖이 많이 난다는 것들을 억지로 먹었지만 양은 갈수록 줄었다. 자연요법을 시작하긴 했지만 그때까지만 해도 먹을거리 고민이 덜 된 상태여서 오곡미음을 먹일 생각은 하지 못했다.

　급한 마음에 쏘이분유를 먹였더니 콩에 반응이 있었는지 그날부터 설사와 구토를 하기 시작했다. 급기야 차병원에 3일 간 입원을 하고 의사가 권하는 HA분유를 먹였지만 맛이 없었는지 먹지 않았다. 나는 부족한 젖을 원망하며, 말라 가는 윤서가 안쓰러워 또다시 맞는 분유를 찾아 나섰다. 다행히 맞는 분유를 찾아 먹을거리가 안정되었으나, 내가 왜 그렇게 어리석었나 하는 후회도 생긴다.

　그나마 다행인 것은 젖을 계속 물렸다는 사실이다. 다행히 윤서는 분유를 잘 먹었고, 덕분에 스트레스가 줄었지만 혼합 수유 탓인지 젖의 양은 늘지 않았다.

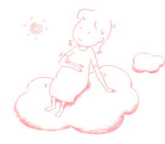

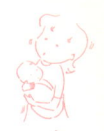

그런데 얼굴과 머리 그리고 몸까지 좁쌀 같은 두드러기가 번지기 시작했다. 윤서가 태어난 지 5개월 정도 되었을 때였고, 자연요법을 시작한 지 두 달이 지나가고 있었다.

재수유를 고민하면서

분유를 잘 먹었지만 심해지는 아토피로 인해 먹을거리에 대해 진지한 고민에 빠졌다. 분유를 먹이면 자연요법도 소용이 없다는 생각이 들었다. 분유의 대체 먹을 거리로 오곡미음과 녹즙을 생각하자 마음이 급해졌다.

오곡미음을 만들기 위해 직접 곡식을 씻어 말려 방앗간에서 빻았다. 하지만 섣불리 시작을 못하고 망설이고 있었는데, 윤서의 얼굴과 온몸에 아토피가 심해지

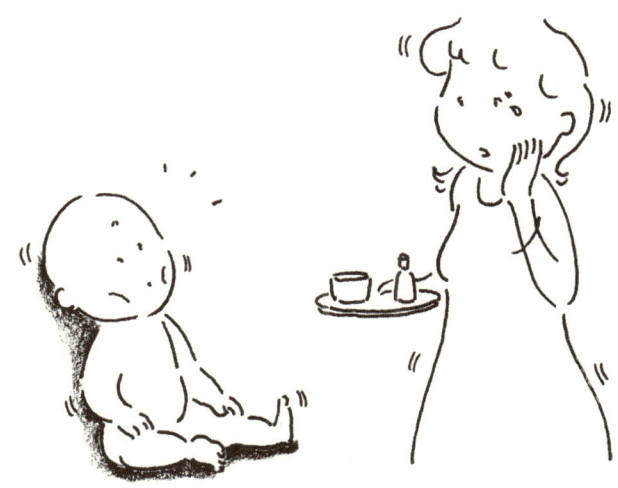

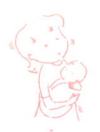

기 시작했다. 분유 알레르기라는 사실을 알고 있던 터라 분유를 더 먹일 수가 없었다. 마침 2차 감염으로 고열에 시달리던 윤서는 분유를 끊게 되었다. 사실 안 나오는 빈젖과 물로 버티는 윤서가 너무 안쓰러워 하루에도 몇 번씩 분유를 탔지만 이를 악물며 그냥 버렸다. 윤서는 열이 내리고 안정이 되자 오곡미음을 먹기 시작했다. 적은 양이지만 자주 먹여 시장기만 없앴다. 맛이 없는 탓인지 생각보다 많이 먹지 않았다. 애 타는 마음에 산야초효소를 약간 섞어 주자 하루에 분유 먹던 만큼은 먹었다. 그러나 소화가 안 되는 건지 몸무게는 분유 먹일 때보다 2kg 정도 빠져 얼굴을 쳐다보기 민망할 정도였다.

이때 재수유를 결심하게 되었다. 영양 면에서 엄마 젖 이상 가는 게 없다는 생각이었다. 주위 여러 곳에 문의를 하며 모유 먹이기에 도전 했다. 자신도 없었고, 거의 만 4개월이 지나서의 일이라 걱정이 앞섰지만 당시 재수유에 성공한 강남·경기 모임에서 만난 은섭이 엄마의 도움으로 자신감을 얻고 노력해 보기로 했다.

물도 많이 먹고, 매일 오곡밥에 야채 그리고 미역국을 먹으며 애썼지만 그리 쉬운 일은 아니었다. 윤서에게 풍욕을 시키면서 하루 종일 젖을 물렸다. 정말이지 젖꼭지가 아프도록 물렸다. 어머님은 이제 그만 포기하라며 안 나오는 젖을 먹는 윤서가 안쓰럽다고까지 했지만 포기할 수 없었다. 그렇게 열흘 정도 지났지만 젖의 양은 늘지 않았고 윤서도 젖 빨기를 포기했다. 모유생성 유도기(모유정보신문 참고)를 사서 오곡미음으로 시도했지만 유도기의 얇은 관으로는 곡식 알갱이가 있는 미음이 나오지 않았다. 윤서 역시 맛없는 미음을 힘들여 빨 생각도 하지 않았다. 또 한번 난관에 부딪혔고 돈도 아까웠다. 분유를 묽게 타서 관으로 나오도록 했더니 아주 잘 먹었다. 일주일 정도 지나 미음을 다시 먹였다. 젖이 아파 더 이상은 못할 것 같아 모유생성기 사용을 포기했다.

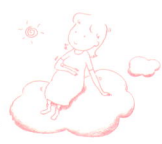

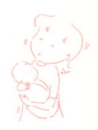

헛되지 않은 노력

그런데 노력이 헛되지는 않았나 보다. 윤서가 생성기가 아니어도 오랫동안 젖을 빨기 시작한 것이다. 윤서가 먼저 젖을 찾기 시작하더니 배고픔을 해결할 정도로 빨기 시작했다. 나 역시 마음의 안정을 찾아서인지 한결 가벼운 마음으로 젖을 물렸다. 그때부턴 미음과 함께 이유식도 서서히 시작하면서 본격적으로 젖을 먹이기 시작했다.

분유를 끊고 미음과 젖을 먹인 지 3개월이 지나자, 윤서 스스로 젖병에 주는 미음을 끊고 죽을 먹기 시작했다. 양송이죽, 야채죽, 녹두죽, 고구마죽을 해주었는데, 무엇보다도 윤서가 살이 오르기 시작한 것은 잣죽을 먹이면서였던 것 같다. 밤죽이 살이 오르게 한다기에 먹여 보았지만, 밤에 알레르기가 있었는지 반응을 보여 못 먹였다. 나름 다양하게 먹인 결과 밥으로 가는 과정이 수월했다. 돌이 다가오면서부터는 오곡밥을 지룩하게 하고 반찬도 무르게 익혀 먹였다.

반찬이라고 해봤자 호박볶음, 무나물, 버섯무침, 오이나물이 고작이었지만 윤서는 아주 잘 먹어 주었고, 이즈음에 흰살 생선도 같이 먹였다. 물론 이때도 자주 젖을 물렸으며 밥을 먹으면서부터는 자연스레 밤중 수유도 줄어들기 시작했다. 잠도 아주 잘 자게 되었다.

콩 알레르기가 있는 관계로 두유 한번 못 먹였지만 젖을 만 13개월까지 먹었다. 엄마의 정성을 알았는지 큰 잔병치레 없이 건강하게 자라준 윤서를 보면 그때의 고생이 헛되지는 않았다는 생각이 든다. 물론 분유를 끊고 나서 아토피가 눈에 띄게 좋아진 것은 아니지만 그래도 마음만은 편했다. 게다가 자연요법 덕분에 아토피도 호전되었기 때문에 더 기뻤다. 무엇보다 기쁜 것은 모유 수유를 다시 함으로써 윤서와 교류할 수 있었다는 점이다.

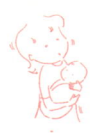

둘째를 낳고 완전 모유 수유를 고집하면서

사실 둘째를 낳을 생각은 없었다. 그런데 막상 좋아진 윤서를 보니 좀 이른 듯하지만 욕심이 났다. 아토피인 윤서를 키우면서 둘째를 가진다면 몸관리와 먹을거리 단속도 잘하리라 다짐 했었는데 말처럼 쉽지는 않았다. 그래도 윤서 때보단 노력했으며, 둘째 모유 수유엔 자신 있었다.

확실히 나는 젖이 많은 사람은 아닌가 보다. 둘째를 낳고 보니 더 그렇다. 둘째를 낳고 보니 완전한 모유 수유가 얼마나 어려운 것인지 새삼 알게 되었다. 둘째는 모자동실을 고집했다. 그리고 출산 후 바로 데려와 병실에서 혼자 100분 나체요법을 시켰다. 안 나오는 빈젖을 물리며 사흘까지 단식 시키리라 다짐을 했다.

바로 초유가 나와 나름 안심하고 있었는데 병원에서 퇴원후 산후조리원에 가자 젖이 나오지 않았다. 임신 기간 중 젖 마사지를 소홀히 한 원망을 하면서 젖이 돌기만을 기다렸다. 산후조리원에서는 분유 먹이길 권했다. 나는 윤서를 생각하며 분유를 먹이지 않았고, 아이를 24시간 데리고 있으면서 젖을 물렸다. 7일이 지나서야 젖이 돌기 시작했지만 다른 엄마들처럼 짜내고 먹일 만큼 양이 넉넉하진 않았다.

2주가 지나서 집에 왔지만 여전히 젖은 부족했다. 하지만 윤서 때와 달리 몸과 마음이 너무 편했다. 물론 분유를 한번 먹여볼까 하는 유혹도 있었지만 열심히 젖을 빨렸다. 모유는 빨리면 빨릴수록 더 많이 나온다더니, 한 달 5일이 지난 지금은 젖의 양이 충분해졌다.

만일 내가 윤서의 모유 수유를 쉽게 포기했더라면 매우 후회했을 것이다. 물론 사정상 모유를 먹이지 못하는 엄마들도 있을 것이다. 함몰유두(아주 심한 경우)이거나 엄마가 몸이 아파 약을 먹는 경우, 그리고 아기의 모유 거부반응(이럴 경우 병

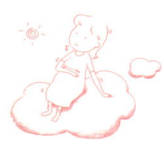

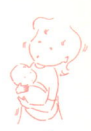

원에서 재검결과가 나올 때까지 젖을 물리지 못하게 함)등등 여러 이유에서 말이다. 하지만 대부분 아기가 엄마 젖을 빨려고 하지 않아 포기하게 된다. 배고파 우는 아기를 보는 것을 엄마가 견디지 못해 분유와 모유를 혼합 수유하게 되는 것이다. 이는 결국 모유의 양이 줄어 분유를 먹이게 될 수밖에 없다. 둘째 현서는 첫날부터 젖을 물렸고 물도 수저로 떠서 먹였기에 젖을 아주 잘 빨아 주었다. 빈 젖을 물려도 칭얼대거나 보채지도 않았다. 물론 아이마다 다를 수 있지만 처음부터 젖꼭지에 길들여진 아기가 훨씬 젖을 잘 빠는 것 같다.

젖을 짜는 것도 중요하지만 처음부터 잘 빨리는 것이 중요하다. 조금 더 준비하고 먹이고자 하는 마음만 있다면 대다수의 엄마들이 모유 수유에 성공할 수 있을 것이라 생각한다.

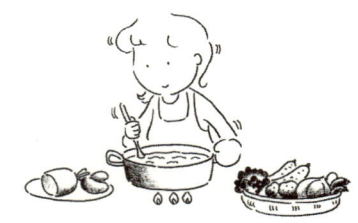

I.초기 이유식(6~8개월)

오이미음

재료　불린 쌀 10g, 오이 10g, 새우 적당량, 생수 반 컵

만들기
1. 쌀을 푸욱 불린 다음 믹서에 곱게 간다.

2. 곱게 간 쌀에 새우를 넣고 푸욱 끓인다.

3. 오이즙을 내어 쌀미음에 넣는다.

4. 오이즙을 넣어 푸욱 끓인 다음 체에 걸러내어 먹인다.

응용해 보세요

수박미음 재료 : 불린 쌀 10g, 수박30g, 생수 반컵

자두미음 재료 : 불린 쌀 10g, 자두1/3개, 생수 반컵

감자미음 재료 : 불린 쌀 10g, 감자 10g, 생수 반컵

감미음 재료 : 불린 쌀 10g, 단감 15g, 생수 반컵

사과미음 재료 : 불린 쌀 10g, 사과 30g 생수 반컵

무미음 재료 : 불린 쌀 10g, 무 10g, 생수 반컵

고구마미음 재료 : 불린 쌀 10g, 고구마 10g, 생수 반컵

※ 끓이는 방식은 오이미음과 같음

2. 중기 이유식(8~10개월)

시금치두유미음

재료   불린 쌀 10g, 시금치5g, 두유 70ml

만들기   1. 쌀을 불려 믹서에 곱게 간다.

2. 믹서에 간 쌀에 두유를 넣고 끓인다.

3. 시금치는 연한 잎 부분만 손질해서 삶아 물기를 뺀다.

4. 두유를 넣고 끓인 미음에 시금치를 넣고 다시 끓인다.

5. 시금치는 잘게 썰어 넣는 것이 좋다.

옥수수감자미음

재료   불린 쌀 10g, 감자 10g, 옥수수차 70ml

만들기   1. 불린 쌀을 곱게 갈아 옥수수차를 붓고 미음을 끓인다.

2. 감자를 삶아 껍질을 벗겨 으깬다.

3. 옥수수차를 넣고 끓인 미음에 으깬감자를 넣고 끓인다.

단호박당근미음

재료   불린 쌀 10g, 단호박 10g, 당근 10g, 생수 70ml

만들기   1. 불린 쌀을 곱게 갈아 생수를 넣고 끓인다.

2. 단호박은 껍질과 씨를 없앤 뒤 삶아 으깨놓는다.

3. 당근은 껍질을 벗겨 곱게 갈아 둔다.

4. 끓여 놓은 쌀미음에 단호박 으깬 것과 당근 간 것을 넣고 푸욱 끓인다.

오이자두미음

재료 불린 쌀 10g, 오이 10g, 자두 1/3개, 생수 70㎖

만들기
1. 쌀을 불려 믹서에 곱게 갈아 마음을 끓인다.
2. 오이는 껍질째 곱게 갈아둔다.
3. 자두를 곱게 갈아 둔다.
4. 끓여 놓은 쌀미음에 오이와 자두 간 것을 넣고 끓여낸다.

고구마당근미음

재료 불린 쌀 10g, 고구마 10g, 당근 10g, 생수 70㎖

만들기
1. 푸욱 불린 쌀을 믹서에 곱게 갈아 미음을 끓여 놓는다.
2. 고구마는 삶아서 으깨어 둔다.
3. 당근은 껍질을 벗겨 곱게 갈아 둔다.
4. 준비한 미음에 당근, 고구마 간 것을 넣어 푹 끓인다.

밤청경채미음

재료 불린 쌀 10g, 밤 1개, 청경채 10g, 생수 70㎖

만들기
1. 불린 쌀을 갈아 생수를 붓고 끓인다.
2. 밤은 삶아 으깨고 청경채는 곱게 갈아 둔다.
3. 미음에 밤과 청경채 준비한 것을 넣고 다시 끓인다.

무배미음

 재 료 불린 쌀 10g, 무 10g, 배 15g, 생수 70㎖

만들기 1. 불린 쌀을 곱게 갈아 생수를 넣고 끓인다.

2. 배와 무도 따로 갈아 즙을 낸다.

3. 미음에 배와 무 간 것을 넣고 끓인다.

밤배미음

재 료 불린 쌀 10g, 밤 1개, 배 15g, 생수 70㎖

만들기 1. 불린 쌀을 갈아 미음을 만든다.

2. 밤은 으깨어 놓는다.

3. 배는 곱게 즙을 낸다.

4. 미음에 배와 밤 준비한 것을 넣고 끓인다.

찹쌀현미감미음

 재 료 불린 쌀 10g, 불린 찹쌀 현미 5g, 단감 15g, 생수 반 컵

 만들기 1. 찹쌀 현미를 물에 충분히 불린 뒤 믹서에 갈아 둔다.

2. 단감은 곱게 갈아 즙을 낸다.

3. 찹쌀 현미 간 것을 푸욱 끓인다.

4. 찹쌀 현미미음에 준비한 감즙을 넣고 끓인다.

응용해 보세요

배시금치미음 재 료 : 불린 쌀 10g, 배 15g, 시금치5g, 생수 반 컵

사과양배추미음 재 료 : 불린 쌀 10g, 사과 15g, 양배추 10g, 생수 반 컵

위의 두 가지 미음도 같은 방법으로 만들 수 있다.

3. 후기 이유식(10~12개월)

율무대추죽

재료   불린 쌀 10g, 율무 20g, 생수 한 컵

만들기   1. 쌀은 푸욱 불려 두고 율무는 불린 다음 믹서에 간다.

           2. 대추는 물에 불려 씨를 발라내고 쌀알 크기로 갈아 둔다.

           3. 쌀과 율무 간 것, 준비한 대추를 넣고 푸욱 끓여 죽을 만든다.

단호박브로콜리죽

재료   불린 쌀 20g, 단호박 20g, 브로콜리 20g, 생수 한 컵

만들기   1. 쌀은 씻어 푸욱 불린다.

           2. 단호박은 찜통에 푹 쪄서 으깬다.

           3. 브로콜리는 잘 다듬어 살짝 데쳐서 갈아 둔다.

           4. 모두 넣고 끓여 준다.

감자당근죽

재료   불린 쌀 15g, 감자 10g, 당근 10g, 생수 한 컵

만들기   1. 쌀을 푸욱 불려 둔다.

           2. 감자는 쪄서 체에 거른다.

           3. 당근은 곱게 간다.

           4. 냄비에 모두 넣고 푸욱 끓여 죽을 만든다.

완두콩두유죽

재료   불린 쌀 15g, 완두콩 10g, 두유 5g, 물 한컵

만들기   1. 쌀을 푸욱 물에 불린다.

2. 완두콩을 푹 삶아 으깨 거른다.

3. 냄비에 모두 넣고 끓이다가 두유를 넣고 저어가며 끓인다.

검은깨율무죽

재료   불린 쌀 15g, 검은깨 2g, 율무 10g

만들기   1. 쌀을 물에 푸욱 불려 놓는다.

2. 검은깨와 율무는 곱게 간다.

3. 냄비에 물과 함께 모든 재료를 넣고 푸욱 끓여 죽을 만든다.

검은깨현미죽

재료   검은깨 70g, 현미 70g, 볶은 소금, 잣

만들기   1. 검은깨는 소화효소가 많고 지방질이 풍부해서 위장을 매끄럽게 하는 작용이 뛰어나다.

2. 현미의 쌀겨층은 식물성 섬유가 많아 장의 연동운동을 도와준다.

3. 검은깨는 물에 깨끗이 씻어서 건진 다음 팬에 살짝 볶아 놓는다.

4. 현미는 물에 여러 번 씻은 후 30분 정도 불린다.

5. 볶은 검은깨와 현미를 믹서에 넣어 곱게 간다. 잘 갈아질 정도로 물을 붓는다.

6. 깨와 현미 간 것을 체에 걸러낸 즙을 냄비에 넣고 중불에서 서서히 끓인다.

7. 죽이 잘 퍼지면 간을 하고 잣을 띄워 먹는다.

녹두죽

 재료   녹두 1컵, 불린 쌀 1컵, 물 2컵, 대추 5개, 꿀 혹은 조청 적당량

 만들기   1. 녹두는 깨끗이 씻어 일어 건진 다음, 물을 붓고 푹 삶아 체에 걸러 놓는다.

               2. 쌀은 깨끗이 씻어 물에 불려 건져 놓는다.

               3. 냄비에 녹두의 윗물만 덜어내어 붓고 쌀을 넣어 끓인다.

               4. 쌀이 퍼지면 녹두 앙금을 넣어 저으면서 다시 한번 끓인다.

               5. 대추는 깨끗이 씻은 다음 물기를 닦아 곱게 채를 썰어 꿀물 또는 조청에 재어 놓는다.

               6. 죽을 푸욱 끓여 쌀이 완전히 퍼진 다음 그릇에 담는다.

               7. 준비한 대추를 몇 개 띄워 먹는다.

건새우아욱죽

 재료   건새우 50g, 아욱 300g, 불린 쌀 1컵, 다시마 2쪽, 물 7컵, 참기름 1큰술, 소금

 만들기   1. 건새우와 다시마에 적당한 분량의 물을 부어 끓이다가 맛이 우러나면 베보자기로 내린다.

               2. 냄비에 참기름을 두르고 불린 쌀을 볶다가, 새우와 다시마 끓인 장국을 넣어 끓인다.

               3. 아욱은 껍질을 벗기고 바락바락 주물러 씻어 푸른물을 뺀 후 손으로 대강 뜯는다.

               4. 장국의 쌀알이 퍼지기 시작하면 아욱을 넣고 끓인다.

               5. 죽이 부드럽게 퍼지면 간을 한다.

밤암죽

 재료   쌀 1컵, 밤 20개, 물 5컵, 소금 약간

 만들기   1. 쌀은 깨끗이 씻어 30분 정도 불렸다가 곱게 간다.

               2. 밤은 푹 삶아 으깨어 체에 내린다.

               3. 냄비에 곱게 간 쌀과 체에 내린 밤을 넣고, 물 5컵을 부어 눋지 않게 저어 가며 끓인다.

               4. 죽이 끓으면 중불로 서서히 끓이도록 한다.

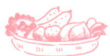

5. 쌀알이 푹 퍼지면 불을 끄고 소금으로 간한다.

6. 입맛에 따라 꿀을 조금 넣어 먹어도 좋다.

야채무른비빔밥

재료 진밥 40g, 감자 20g, 시금치, 당근 약간, 참기름, 깨소금

만들기 1. 감자와 당근은 0.5cm로 썬다.

2. 시금치는 데쳐서 물기를 제거 한 후 다진다.

3. 감자, 당근을 절반 정도 익을 때까지 볶다가 진밥과 시금치를 넣고 충분히 볶는다.

4. 마지막에 깨와 참기름을 넣는다.

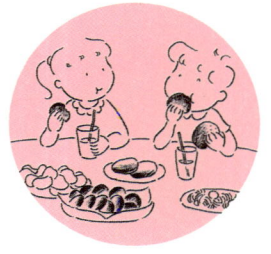

아이들을 위한 ♥♥
먹을거리

감자수프

🍌 **재 료** 감자 400g, 밀가루 1작은술, 올리브오일 약간, 두유 5큰술

🍳 **만들기** 1. 감자는 삶아서 껍질을 벗겨 체에 내린다.

2. 뜨겁게 달군 냄비에 올리브오일과 밀가루를 타지 않게 볶으면서 물을 조금씩 붓는다.

3. 국물이 끓으면 체에 내린 감자를 넣고 푹 끓인다.

4. 수프가 걸쭉해지면 마지막에 두유를 붓고 잘 섞는다.

감자칩

🍌 **재 료** 감자, 볶은 소금

🍳 **만들기** 1. 감자는 껍질을 벗긴 후 채칼로 얇게 저민다.

2. 저민 감자는 물에 담가 전분기를 뺀다.

3. 감자를 건지고 키친타월로 눌러 물기를 뺀다.

4. 170도의 올리브오일에 감자를 넣어 튀긴다.

5. 튀긴 감자에 볶은 소금을 쌀짝 뿌려 간을 한다.

감자옹심이

 재료 감자 4개, 호박 1/4개, 당근 1/4개, 마늘 1개, 다시마 조금, 들기름 약간

만들기
1. 감자를 씻어 껍질을 깐 뒤 강판에 간다.

2. 감자즙을 가제로 꼭 짜 건더기와 즙을 분리한다.

3. 감자즙을 용기에 담고 1분 정도 두면 녹말과 윗물이 분리된다.

4. 윗물을 따라내고 녹말과 건더기를 잘 섞는다.

5. 녹말과 건더기에 볶은 소금을 소량 넣어 간한 다음 반죽한다.

6. 반죽을 동글동글하게 빚는다.

7. 다시마를 깨끗이 씻은 다음 들기름을 넣고 볶는다.

8. 다시마를 우려낸 물이 끓으면 감자옹심이를 넣고 끓인다.

9. 호박, 당근, 파, 마늘 등을 넣고 양념하여 먹는다.

감자떡

 재료 감자 4개, 대추 4개, 밤 4개, 황설탕, 볶은 소금

 만들기
1. 감자를 깨끗이 씻은 다음 껍질을 벗기고 강판에 간다.

2. 강판에 간 감자즙을 가제로 짜낸다.

3. 옹심이 만들 때와 같이 수분을 제거한 뒤 녹말과 건더기를 잘 섞는다.

4. 녹말과 건더기 섞은 것에 대추와 밤을 채썰어 넣는다.

5. 황설탕과 약간의 볶은 소금을 넣어 반죽한다.

6. 원하는 모양으로 빚어 찜통에 쪄낸다.

개떡

 재료 우리밀가루, 완두콩, 황설탕, 볶은 소금

 만들기 1. 원하는 양만큼의 우리 밀가루에 황설탕과 볶은 소금을 적당량 넣은 다음 반죽한다.

2. 반죽에 불린 완두콩을 넣어 찜통에 쪄낸다.

3. 찜통에 베보자기를 얹을 때는, 물에 적신 다음 꼭 짜야 개떡이 붙지 않는다.

현미가래떡

 재료 현미 적당량, 볶은 소금

 만들기 1. 현미를 잘 씻은 다음 생수에 하루 정도 불린다.

2. 불려 놓은 현미를 잘 일어 소쿠리에 담아 물기를 뺀다.

3. 쑥을 제철에 준비해 두었다가 가래떡을 뺄 때마다 넣어도 좋다.

4. 방앗간에 현미와 쑥을 가져가 가래떡을 뺀다.

5. 현미가래떡은 흰가래떡과 똑같은 음식을 만들어 먹을 수 있다.

보리설기빵

 재료 보리가루(4컵＝8백g), 밀가루 4컵, 소금 2큰술, 황설탕 2큰술, 탁주 1컵(설탕 조절 마음대로),

풋밤, 고구마, 완두콩, 당근, 소금 1작은술

 만들기 1. 보리는 물에 바로 씻어 건져서 물기를 뺀 다음 곱게 빻는다.

2. 보리가루와 밀가루를 함께 섞어 손으로 부스러뜨려 비비면서 소금간을 하여 체에 내린다.

3. 보리밀가루에 설탕을 넣은 탁주를 붓고 반죽하여 뚜껑을 덮는다.

4. 볕에 약 세시간 정도 두었다가 부풀면 가스를 빼고 다시 반죽한다.

5. 밤은 껍질을 벗겨 반으로 자르고, 고구마는 껍질을 벗겨 밤 크기로 썰어 소금간을 한다.

6. 완두는 끓는 물에 살짝 삶아내고 당근은 완두만하게 잘게 썬다.

7. 찜통에 시루밑을 깔고 젖은 보를 깐 다음, 빵반죽을 편다.

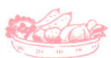

8. 준비된 밤과 고구마, 완두와 당근을 한 켜씩 올린다.

9. 다시 보리밀가루 반죽을 얹는다. 2~3켜로 쌓을 수 있다.

10. 푹 쪄서 익으면 칼로 썰어 따뜻할 때 먹는다.

11. 또 얇게 썬 다음 볕에 말렸다가 먹어도 좋다.

12. 여러 가지 재료로 바꾸어 설기떡을 찔 수 있다.

13. 쌀가루와 보리가루, 약간의 소금과 강낭콩을 잘 섞어 시루에 찌면 보리시루떡이 된다.

찹쌀도넛

 재료 찹쌀가루 80g, 팥 15g, 올리브오일 적당량, 꿀 10g

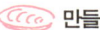 **만들기** 1. 팥은 푸욱 삶아서 체에 곱게 걸러 앙금을 받아 놓는다.

2. 팥앙금에 꿀을 넣고 조려 소를 만든다.

3. 찹쌀가루를 익반죽한 뒤, 팥소를 넣고 완자처럼 둥글게 빚는다.

4. 반드시 낮은 온도의 기름에 넣어 굴리면서 노릇하게 튀긴다.

다시마환

 재료 두껍고 까만 다시마 다량

 만들기 1. 삶아서 헹군 행주를 꼭 짜서 다시마를 닦는다.

2. 다시마가 부서질 때까지 햇빛에 바짝 건조한다.

3. 꿀, 또는 찹쌀풀을 쑤어 제기동 한약 제분소에 가지고 가서 녹두환 크기로 환을 만든다.

4. 바짝 건조시켜 바람이 통하는 망에 보관하면 장기간 먹을 수 있다.

5. 매 식사 때마다 한 줌씩 먹는다.

단호박튀김

 재 료　단호박, 올리브오일, 우리밀가루, 초간장(조선간장에 감식초 넣은 것)

 만들기　1. 단호박을 씻은 다음 압력솥에 넣고 살짝 찐다.

2. 추가 흔들리면 바로 끄고 김을 뺀다.

3. 식힌 호박을 0.5cm 두께로 나박 김치만하게 자른다.

4. 밀가루에 간을 하여 되직하게 풀어놓는다.

5. 썰어놓은 단호박에 밀가루 옷을 입혀 기름에 튀기거나 지져낸다.

6. 단호박은 익혔기 때문에 밀가루 옷만 익을 정도로 살짝 튀긴다.

7. 초간장에 찍어 맛있게 먹는다.

땅콩버터

 재 료　땅콩 반컵, 두유 반컵, 곶감 2개, 볶은 소금 약간

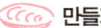 **만들기**　1. 준비한 재료를 모두 믹서에 넣고 곱게 간다.

2. 곶감은 잘게 썰어 넣도록 한다.

3. 마요네즈 상태로 될 때까지 돌린다.

4. 냉장고에 보관해 놓고 빵에 발라 먹는다.

5. 지나치게 되직하면 두유를 적당량 섞고 돌린다.

떡맛탕

 재 료　준비물 : 가래떡 300g, 올리브오일 적당량, 물엿 1/2큰술, 물 1큰술

 만들기　1. 떡은 단단하게 느껴질 정도로 굳힌 뒤 어슷하게 썬다.

2. 떡을 미지근한 물에 충분히 불렸다가 끓는 물에 살짝 삶아 낸다.

3. 떡을 찬물에 헹군 뒤 소쿠리에 담아 물기를 뺀다.

4. 떡의 물기를 완전히 뺀 다음, 섭씨 170도의 기름에서 바싹 튀긴다.

5. 프라이팬에 기름을 두르고 흰 연기가 나도록 뜨겁게 달군다.

6. 물과 물엿을 넣고 투명한 갈색이 될 때 까지 끓여 시럽을 만든다.

7. 시럽에 떡을 넣고 버무린 후, 시럽이 골고루 묻으면 그릇에 담는다.

7. 참깨나 땅콩을 소량 뿌려 먹인다.

8. 참깨나 땅콩에 알레르기 반응을 보이는 아이들이 있으니 주의한다.

두유콩물

 재 료   메주콩, 서먹태콩, 조청, 볶은 소금

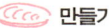 **만들기**   1. 콩을 하루 정도 물에 불린다.

2. 콩의 양은 한 홉 정도로 시작한다.

3. 끓는 물에 불린 콩을 넣고, 다시 끓기 시작하면 10~15분 더 끓인 후 불을 끄고 식힌다.

4. 덜 삶으면 비린내가 나고 푹 삶으면 메주 냄새가 나므로 주의 한다.

5. 작은 비닐봉투(지퍼 백)에 삶은 콩과 끓인 물을 넣고(작은 국자 하나 분량이면 적당하다) 공
   기를 제거한 후 냉동실에 보관한다.

6. 복용하기 하루 전, 봉지를 냉장실로 내리고 약간 얼어 있는 것에 생수를 넣어 믹서에 간다.

7. 기호에 따라 소금이나 조청으로 간을 해먹는다.

8. 먹는 양과 물의 양은 식성에 맞추어 조절하고 김치 한 조각 정도를 먹고 입가심한다.

9. 생야채를 먹어도 무방하다.

10. 아침, 저녁으로 한 컵씩 복용하면 양질의 단백질을 충분히 보충할 수 있다.

11. 두유 만드는 기계를 사용해도 무방하다.

두부탕수

 재 료 매실 시럽, 두부 1모, 국산 미니옥수수 3개, 오이 1개, 녹말가루 반컵, 소금 약간, 올리브오일 약간, 녹말물 2큰술, 볶은 소금, 매운맛 소스(고추기름 3작은술, 간장 3작은술, 황설탕 3작은술, 멸치 우려낸물 1컵, 녹말가루, 맛술, 식초 2큰술)

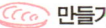 **만들기**
1. 우리콩 두부를 씻은 뒤 마른 행주로 꼭꼭 눌러 물기를 제거한다.

2. 두부를 5cm 크기로 썬 후 소금으로 간을 해둔다.

3. 두부에 녹말가루를 충분히 묻혀 섭씨 170도의 기름에서 살짝 튀겨낸다.

4. 두부는 소스에 버무리기 전 다시 한번 튀겨낸다.

5. 미니옥수수는 세로로 2등분 한 뒤 0.5cm 두께로 둥글게 썬다.

6. 프라이팬에 기름을 두르고 오이와 옥수수를 넣고 볶다가, 소스 재료를 넣고 함께 끓인다.

7. 소스가 끓으면 녹말가루물을 부어 걸쭉하게 만든다.

8. 소스에 다시 튀긴 두부를 넣고 재빨리 볶는다.

밤경단

 재 료 생표고버섯 10장, 완두콩 3큰술, 죽순 1개, 배추잎 3장, 녹말가루1컵, 마늘 3쪽, 녹말물 2큰술, 올리브오일, 간장소스(간장 3큰술, 멸치육수 1컵, 녹말가루, 맛술, 식초 2큰술, 황설탕 3큰술)

 만들기
1. 생표고는 마른 행주로 먼지를 살짝 털어내고 기둥을 떼어낸다.

2. 녹말가루는 물에 개어 하룻밤 가라앉혔다가 윗물을 따라낸다.

3. 녹말 앙금에 버섯을 넣고 튀김옷을 입힌다.

4. 섭씨 170도의 기름에 버섯을 넣고 튀긴다.

5. 완두콩은 끓는 소금물에 파랗게 데쳐내고, 죽순은 빗살무늬를 살려 얇게 썬다.

6. 배추잎은 죽순과 비슷한 크기로 썰고 마늘은 저며 썬다.

7. 프라이팬을 달군 뒤 기름을 두르고 마늘을 먼저 볶다가 콩, 죽순, 배추잎 순으로 볶는다.

8. 야채가 어느 정도 익으면 간장소스 재료를 부어 끓인다.

9. 국물이 끓기 시작하면 녹말물을 부어 걸쭉하게 만든 뒤, 버섯튀김을 넣어 골고루 섞어 낸다.

메밀전병

 재 료 메밀가루, 당근, 무, 오이, 식초, 설탕, 소금, 소스 (겨자, 간장, 참기름, 소금, 다진마늘)

 만들기 1. 메밀가루를 물에 잘 개어 둔다.

2. 야채(당근, 무, 오이 등)는 5cm 정도 크기로 잘게 채썬다.

3. 냄비에 식초, 설탕, 소금을 2:1.5:1의 비율로 적당히 넣어 젓지 말고 설탕이 녹을 만큼 한 번 끓인 후 식힌다.

4. 여기에 썰어 둔 야채를 넣고 냉장고에 넣어 차게 식힌다.

5. 30분~1시간 정도 재워 둔 야채를 채에 받혀 물기를 제거한다.

6. 개어 둔 메밀은 먹기 좋은 크기로 얇게 프라이팬에 부쳐낸다.

7. 부친 메밀전병 위에 야채를 한 입 정도 크기로 돌돌 말아 그릇에 담는다.

삼색잡채무쌈

 재 료 당근 100g, 오이 2개, 도라지 100g, 무 100g, 올리브오일, 초절임 소스(감식초 2큰술, 황설탕, 소금 1/2작은술)

 만들기 1. 당근, 오이, 도라지를 곱게 채썬다.

2. 무를 얇게 썰어 초절임 소스로 절인다.

3. 프라이팬에 가름을 두른 후 당근, 오이, 도라지를 살짝 볶는다.

4. 초절임 무를 건져 물기를 뺀 후, 야채를 싸서 접시에 예쁘게 담아 먹는다.

애호박버섯찜

 재 료   애호박 80g, 표고버섯 30g, 간장 양념(간장, 참기름 1큰술, 파 양념)

 만들기   1. 애호박은 4cm 두께로 썬 후 윗면에 십자로 칼집을 낸 후, 끓는 물에 데친다.

               2. 표고버섯은 끓는 물에 데친 후, 얇게 저며 채썬 다음 간장으로 양념한다.

               3. 호박에 표고버섯을 끼워 양념간장에 찍어 먹으면 된다.

채식마요네즈

 재 료   두유 250g, 식초 2티스푼, 소금 1작은술, 설탕 5큰술, 올리브오일 500cc, 레몬 중간 크기 2개

               (식구가 적은 경우 위의 양에서 1/2~1/4로 줄여서 넣으세요)

 만들기   1. 두유에 설탕, 소금을 넣고 믹서기에 돌린다.

               2. 올리브오일은 조금씩 여러번 나누어 돌린다.

               3. 올리브오일을 절반쯤 부었을 때, 레몬즙과 식초를 번갈아 붓고 돌리기를 반복한다.

               4. 나머지 절반의 오일도 천천히 부어가며 돌린다.

               5. 뻑뻑해지면 중간중간 수저로 저어 준다.

               6. 마요네즈 같이 응고될 때까지 믹서한다.

               7. 위의 마요네즈 원액에 겨자 1큰술을 넣으면 겨자 마요네즈, 제철과일을 넣으면 과일 마요네

                   즈가 된다.

참깨버터

 재 료   참깨 1컵, 꿀 1/4컵, 소금 약간

 만들기   1. 참깨는 깨끗이 씻어 물기를 뺀다.

               2. 프라이팬에 참깨를 타지 않을 정도로 살짝 볶는다.

               3. 믹서에 볶은 참깨와 꿀을 넣고 묽지 않을 정도로 곱게 간 후, 간을 맞춘다.

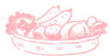

철판구이

 재 료 느타리버섯 10g, 송이버섯 8개, 표고버섯 5개, 팽이버섯 1봉지, 부추 50g, 양파 1개, 가지 1개,
브로콜리 약간, 감자 1개, 그 외 채소들, 올리브오일 소스(깨소금 3큰술, 물 3큰술, 간장 2큰술,
다진마늘, 청주, 참기름 1큰술)

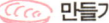 **만들기** 1. 버섯은 잘 손질해 둔다. 느타리버섯은 굵게 찢고, 송이버섯은 세로로 썬다.

2. 표고버섯은 굵게 썰고 팽이버섯은 밑둥을 잘라 둔다.

3. 부추는 씻어 4cm 길이로 썬다.

4. 양파와 나머지 야채는 채썬다.

5. 브로콜리는 살짝 데친다.

6. 준비한 소스 재료를 잘 섞는다.

7 철판을 달군 후 올리브오일을 두르고 버섯과 야채를 구워가며 먹는다.

8. 버섯은 물기를 완전히 제거해야 고기처럼 쫄깃한 맛이 난다.

버섯들깨탕

재 료 황태(북어), 버섯(표고, 느타리, 팽이) 400g, 들깨가루 50g, 볶은 소금, 호박 반 개, 새우젓,
조선간장

만들기 1. 황태나 북어를 넣고 오래 끓여 국물을 우려낸다.

2. 이때 머리 부분을 넣으면 맛이 더 진해 진다.

3. 한참을 끓여 진국이 되면 건더기를 건져낸 다음 파와 마늘을 넣는다.

3. 호박을 반달 모양으로 썰어 넣는다.

5. 표고버섯, 느타리버섯, 팽이버섯 등을 먹기 좋은 크기로 썰어 넣고 살짝 끓인다.

6. 조선간장이나 새우젓으로 간을 맞춘다.

7. 걸쭉해질 정도의 들깨가루를 넣어 살짝 끓인다.

사과계피조림

재료 사과 1/2개, 꿀 1큰술, 물 1~2큰술, 레몬즙 1작은술, 계피가루 1/2 작은술

만들기 1. 사과는 4등분 하여 껍질을 벗긴다.

2. 프라이팬에 사과를 올리고 꿀, 물, 레몬을 넣어 윤기나게 조린다.

3. 사과가 조려지면 계피가루를 넣고 저어 준 뒤 불을 끈다.

밥부침개

재료 찬 잡곡밥, 프라이팬, 현미기름 약간, 홍당무, 감자, 양파 등

만들기 1. 홍당무, 감자, 양파를 아주 잘게 썰어 양념을 한 뒤 살짝 익혀 둔다.

2. 찬 잡곡밥에 준비한 채소를 넣어 잘 비빈다.

3. 프라이팬에 현미기름을 소량 두른 뒤 잘 달구어 둔다.

4. 휴지로 프라이팬을 닦아낸다.

5. 달구어진 프라이팬에 준비한 잡곡 비빔밥을 부침개처럼 펴고, 노릇해질 때까지 잘 구워낸다.

6. 채소를 넣지 않고 찬 잡곡밥만으로 부침개를 해도 좋다.